W0045796

Folge deinem Bauchgefühl

BIBLIOGRAFISCHE INFORMATION DER DEUTSCHEN NATIONALBIBLIOTHEK
Die Deutsche Nationalbibliothek verzeichnet diese Publikation in der Deutschen Nationalbibliografie;
detaillierte bibliografische Daten sind im Internet abrufbar:
http://dnb.d-nb.de

2020
Alle Rechte vorbehalten
© by Athesia Buch GmbH, Bozen
Korrektorat: Sabine Schmid
Design & Layout: Athesia-Tappeiner Verlag
Druck: Athesia Druck, Bozen

ISBN 978–88–6839–512–4

www.athesia-tappeiner.com
buchverlag@athesia.it

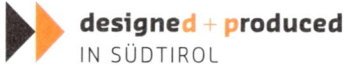

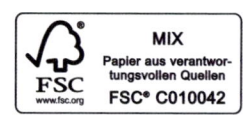

Johanna Fischer

Folge deinem
Bauchgefühl
Durch Achtsamkeit und Selbstvertrauen
zum Wohlfühlkörper

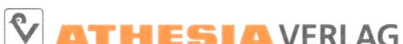

Für Fabian und Toni

„Never forget the ones
who saw greatness in you
even in your
darkest moments."

Yung Pueblo

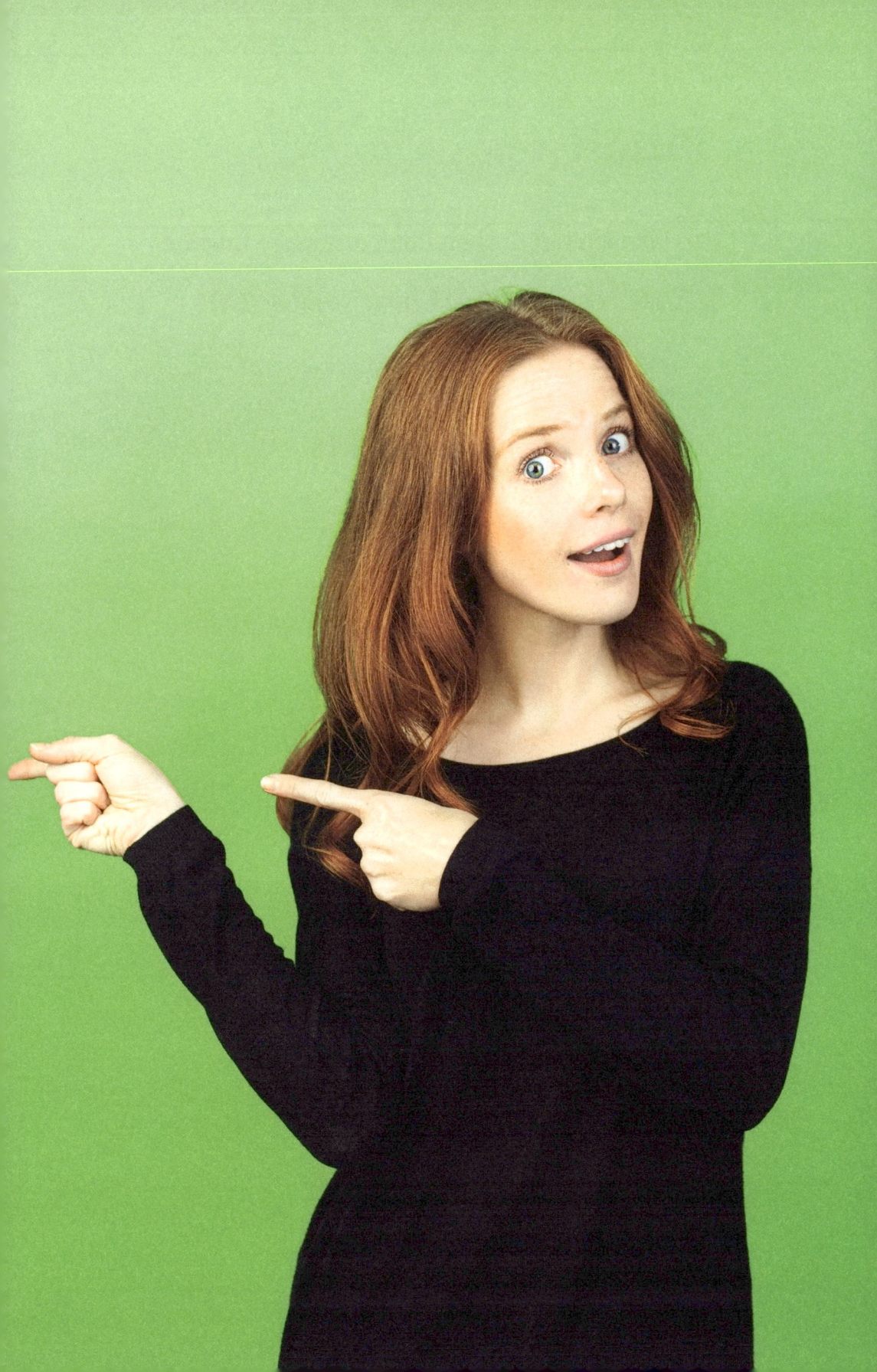

Inhalt

Was ich mit diesem Buch mitgeben möchte

Essen ist Teil unseres täglichen Lebens. Durchschnittlich drei Mal am Tag setzen wir uns damit auseinander, manchmal bewusst, manchmal unbewusst. Während es den Menschen bis vor wenigen Jahrzehnten noch an Nahrung mangelte, haben wir mittlerweile mit ganz anderen Problemen zu kämpfen. Die Überflussgesellschaft von heute ist Auslöser einer großen Welle von Zivilisationskrankheiten wie Adipositas (extremes Übergewicht), *Diabetes mellitus* (Zuckerkrankheit), Fettstoffwechselstörungen (zu hohe Cholesterinwerte) oder Bluthochdruck. Die ständige Verfügbarkeit von Nahrungsmitteln, deren hoher Fett- und Zuckergehalt und die teils sehr kontroversen Ernährungsinformationen aus Boulevardpresse und TV machen es einem nicht leicht. Dazu kommt noch ein starkes Defizit an Bewegung und ein viel zu hoher Stresslevel.

Als Ernährungswissenschaftlerin und Mentaltrainerin werde ich täglich mit dieser Problematik konfrontiert. Ich helfe Menschen dabei, ihren Lebensstil proaktiv zu verändern und ihre gesetzten Ziele zu erreichen. Die meisten Menschen, die zu mir kommen, haben aber oft nicht nur eine klare Vorstellung davon, was sie erreichen möchten, sondern auch, wie ich ihnen dabei helfen soll. Sie erwarten einen strikten Ernährungsplan, dessen Umsetzung ich streng überwache. Dabei gibt es wohl nichts Individuelleres und Intimeres als den eigenen Körper.

Wir haben alle unterschiedliche Bedürfnisse, und jeder reagiert anders auf gewisse Reize. Es gibt sehr viele Faktoren, die mit hineinspielen: das Sportpensum, der weibliche Zyklus, der Stresslevel oder die konditionierten (dir selbst angelernten) Verhaltensmuster. Wie soll ein Ernährungsplan das alles berücksichtigen? Wenn ich ihnen dann erkläre, dass strenge Ernährungsregeln zwar das Symptom (= Gewicht) bekämpfen, aber nicht die langfristige Lösung darstellen, und die Erfolge daher entweder nur von kurzer Dauer sind oder ein ewiger Kampf und Kontrollzwang beginnt, sind sie oft kurz verunsichert. Sie kommen schließlich gerade deshalb zu mir, weil sie der Meinung sind, dass sie die Kontrolle und die Regeln brauchen, da sie ihrem eigenen Bauchgefühl nicht trauen können. Damit würden sie aber nicht nur die Kontrolle, sondern auch die Verantwortung für ihr Essverhalten abgeben. Sie wünschen sich jemanden, der sie kontrolliert, damit sie die Lebensumstellung auch durchziehen, machen sich dadurch aber abhängig und verlieren ihre Selbstwirksamkeit.

Ich habe beschlossen, eine nachhaltigere Lösung zu finden

Nehmen wir ein Beispiel: Du kennst bestimmt das Phänomen des Jo-Jo-Effekts. Solange du dich an den Plan hältst oder kontrolliert wirst, scheint alles gut zu funktionieren. Aber jeder Plan hat irgendwann ein Ende, und spätestens dann bist du wieder auf dich allein gestellt. Bevor du dich versiehst, schleichen sich alte Muster und Gewohnheiten wieder ein. Mit jedem Kilo, das zurückkommt, schwindet die Motivation, und das Frustrationsniveau steigt. Sobald du dann wieder an dem Punkt angekommen bist, wo du dich richtig unwohl fühlst, raffst du dich erneut auf und suchst die Lösung in der nächsten Diät. Diesen Kreislauf kenne ich selbst nur zu gut. Ich habe auch lange Zeit mit meinem Gewicht gekämpft, bis ich eines Tages beschlossen habe, eine nachhaltigere Lösung für mich zu finden.

Soweit ich mich erinnern kann, habe ich mit 14 Jahren das erste Mal den Entschluss gefasst, abzunehmen. Ich war zwar nicht wirklich übergewichtig, empfand mich aber als deutlich dicker als meine Freundinnen. Während ich als Kind selbstbewusst und charakterstark war, schien ich in der Pubertät genau das Gegenteil zu sein. Ich zweifelte an mir und meinem Äußeren und wollte um jeden Preis gleich wie die anderen sein. Ich wusste zwar nicht, wie Abnehmen funktioniert, aber ich hatte es mir zum Ziel gesetzt und war daher sehr motiviert, alles herauszufinden, was ich wissen musste. Ich aß weniger Kohlenhydrate, dafür mehr Gemüse. Ich aß weniger Süßigkeiten, dafür mehr Obst. Schon bald bemerkte ich, dass sich mein Körper zu verändern begann. Doch dieses Gewicht konnte ich nicht lange halten, denn schon bald fing ich an, wieder zuzunehmen.

Ich probierte vieles aus aber nichts schien auf Dauer zu funktionieren. Ich hatte ständig das Gefühl, gegen meinen eigenen Körper kämpfen zu müssen. Nach der Matura beschloss ich, nach Wien zu gehen, um Ernährungswissenschaften zu studieren. In allererster Linie, um Antworten für mich selbst zu finden. Ich wollte wissen, wie mein Körper funktioniert, wollte lernen, was er braucht, damit es ihm gut geht und wie ich es schaffen kann, endlich das Gewicht zu halten, ohne die ständige Angst, wieder zuzunehmen. Und obwohl ich im Laufe des Studiums das alles gelernt habe, gelang es mir nicht, mein Wissen aktiv umzusetzen. Immer wieder verfiel ich in alte Muster und ertappte mich dabei, wie ich Dinge aß, die ich eigentlich gar nicht essen wollte.

Also begann ich, mir weitere Fragen zu stellen: Warum setze ich nicht das um, was ich weiß? Wer ist dieser innere Schweinehund in mir und warum rebelliert er immer wieder? Warum scheinen manche Menschen nie Probleme mit dem Gewicht zu haben und andere ständig? Fragen über Fragen, auf die ich mittlerweile die Antworten kenne, und die ich dir in diesem Buch weitergeben möchte.

Fragen über Fragen, auf die ich mittlerweile die Antworten kenne

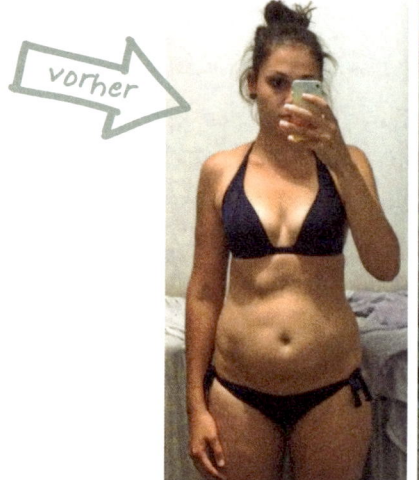
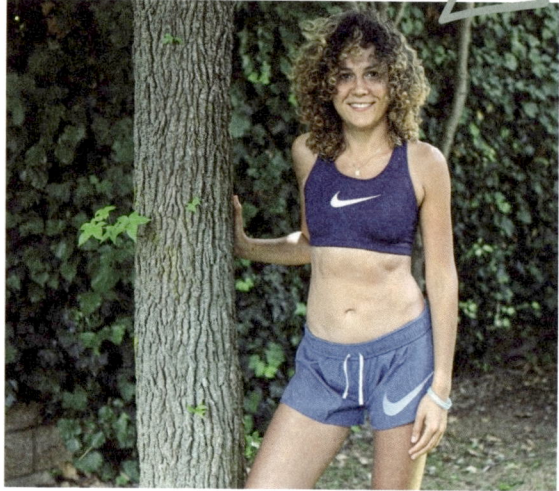

vorher

nachher

Hier sind zwei Bilder von mir. Vorher-Nachher-Bilder wie diese motivieren uns. Sie verdeutlichen Veränderung, Verbesserung, Erfolg und erzeugen Motivation in uns. Doch wir sehen dabei lediglich die Ergebnisse, nicht den Weg dahinter. Wie du siehst, hat sich mein Äußeres ziemlich verändert. Aber nicht nur das, denn ich habe vor fünf Jahren damit begonnen, meine Gedanken und meine Einstellung zu hinterfragen. Es gibt gewiss schnelle Wege, um Gewicht zu verlieren, aber keine Abkürzung, um langfristig zufrieden mit sich zu sein. Es braucht mehr als ein Kaloriendefizit und viel Protein, um nachhaltig etwas zu bewirken.

Alles beginnt mit der Frage: Warum möchtest du abnehmen? Zu Beginn war mein einziger Grund die Zahl auf der Waage. Mein Selbstwert war in meinen Augen abhängig von dieser Zahl sowie meiner Kleidergröße. Ich habe mich nicht gut genug gefühlt und dachte, dass sich das ändern würde, wenn ich erst mal mein Traumgewicht erreicht hätte. Im Laufe der Zeit hat sich mein persönliches Warum definitiv verändert.

Heute geht es mir darum, mein Leben so leben zu können, wie ich es mir vorstelle, und nicht, wie es andere von mir erwarten. Ich will essen, was mir ganzheitlich guttut und nicht nur das, was in meine Kalorienbilanz passt. Ich will mich bewegen, weil es mir gefällt, meinen Körper zu fordern und zu spüren, was er alles kann, und nicht, um die letzte „Cheat-Mahlzeit" wieder abzutrainieren. Meine Motivation ist intrinsisch, das bedeutet, dass alle meine täglichen Handlungen unterbewusst darauf ausgerichtet sind, mein Leben proaktiv zu gestalten. Nicht weil ich muss, sondern weil ich will. Es geht spielerisch, ohne Druck, ohne Kontrolle. Es macht Spaß und geht leicht, und das ist meiner Meinung nach der einzige Weg, um nachhaltig etwas zu verändern.

Dieses Buch ist kein klassischer Ernährungsratgeber, ich möchte dir damit vielmehr den Weg zu deiner intrinsischen Motivation und deinen Zielen weisen. Egal, ob du abnehmen möchtest, dich nach mehr Leistungsfähigkeit sehnst oder deiner Ernährung einfach mehr Aufmerksamkeit schenken möchtest – dieses Buch ist genau das richtige für dich, wenn du bereit bist, die Erfüllung deiner Wünsche ab jetzt selbst in die Hand zu nehmen und dich traust, deinem Bauchgefühl zu folgen.

Als Ernährungswissenschaftlerin weiß ich, wie Nahrungsmittel in deinem Körper wirken, als Diätologin weiß ich, was du brauchst, um gesund und fit zu sein, und als Mentaltrainerin weiß ich, dass die Reise zu deinem Traumkörper in deinem Kopf beginnt. Alles, was du benötigst, schlummert bereits in dir, ich helfe dir lediglich dabei, den Weg zu erkennen und gebe dir fundiertes Wissen und die nötigen Werkzeuge mit, um langfristig etwas zu verändern. Du wirst verstehen, wie eine proaktive Mahlzeit aussieht und welche Nährstoffe du brauchst. Vor allem wirst du aber lernen, wie du deinem inneren Schweinehund die Stirn bietest, sodass dich nichts und niemand mehr aufhalten kann, das zu tun, wonach du dich sehnst. Das Ganze ohne strikte Regeln und Kontrolle, dafür mit Selbstverantwortung, Vertrauen und Achtsamkeit. Und da du dieses Buch in deinen Händen hältst, hast du den ersten Schritt bereits gemacht. Die Reise hat begonnen, und es ist mir eine Ehre, dich auf deinem Weg begleiten zu dürfen.

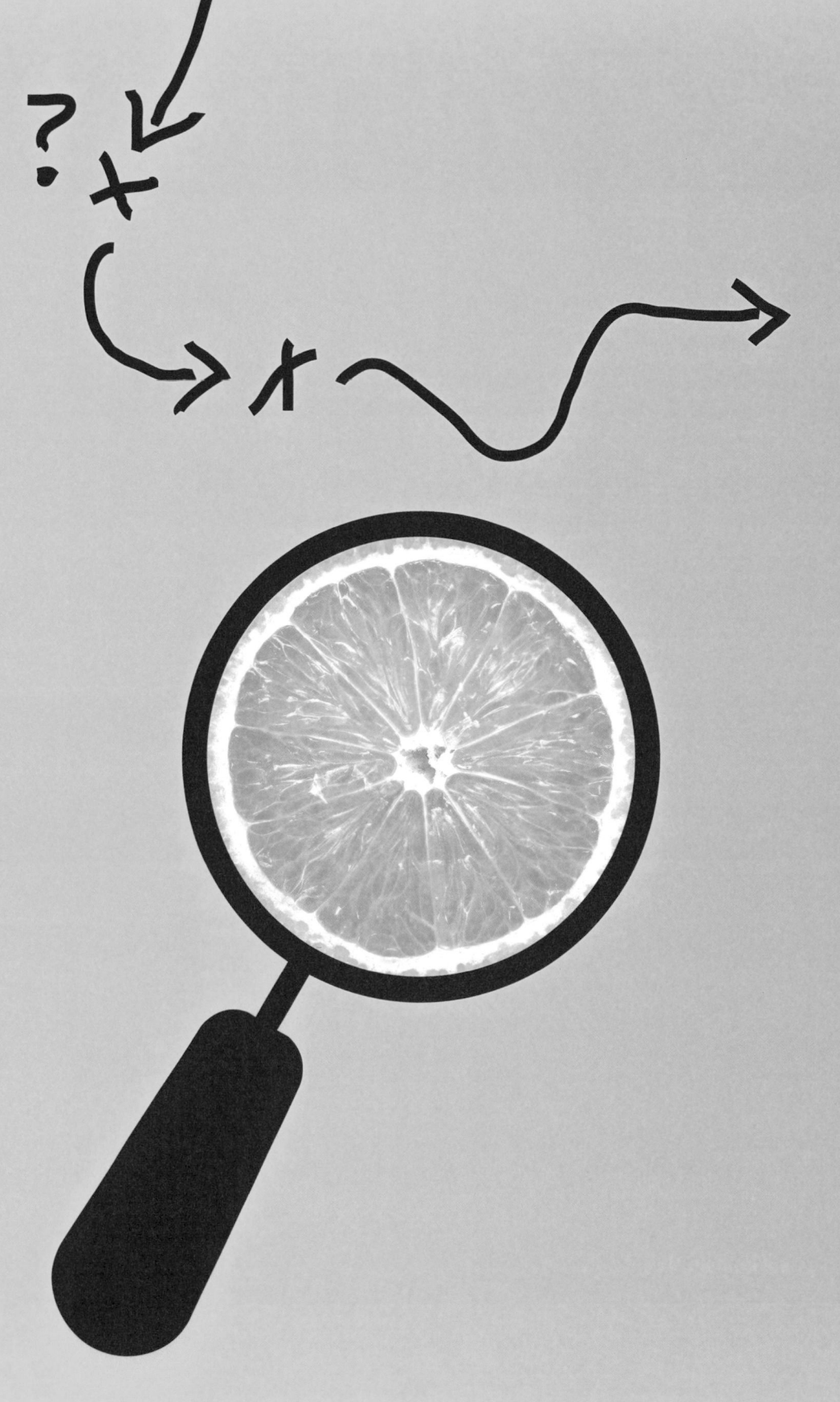

Auf der Suche nach dem heiligen Gral

DIE PERFEKTE ERNÄHRUNG

Dieses Buch ist wahrscheinlich nicht dein erster Ernährungsratgeber. Du beschäftigst dich vielleicht schon eine ganze Weile mit dem Thema und hast bereits jede Menge Wissen gesammelt. Doch womöglich hast du auch das Gefühl, dass du trotzdem nicht mehr Klarheit gewonnen hast, sondern – im Gegenteil – der Ernährungsdschungel immer dichter wird. Je mehr Informationen du aufnimmst, desto schwieriger wird es herauszufiltern, worauf es wirklich ankommt.

Jeder Ernährungsexperte hat eine andere Definition von „gesund", jeder Berater eine andere Diät-Geheimwaffe und jedes Fitnessstudio andere Supplemente in der Auslage stehen. *High Carb, Low Carb, No Carb?* Fett macht fett und Zucker macht süchtig? Die Kluft zwischen verboten und erlaubt wird immer größer. Wer keine Smoothie-Bowl zum Frühstück isst, startet den Tag grundsätzlich falsch und ob Fleisch auf dem Speiseplan stehen darf, wird stark diskutiert. Zucker wird als Droge bezeichnet, wobei auch Weißmehl und raffinierte Fette tabu sind. Viele Behauptungen lösen Unsicherheit und unnötige Angst vor bestimmten Lebensmittelgruppen aus. Konsequenz dieses Schwarz-Weiß-Denkens ist das Risiko einer Mangelernährung.

Jeder ist auf der Suche nach dem Heiligen Gral, doch gibt es DIE perfekte Ernährung überhaupt? Zunächst sollte dir klar sein, dass es gar nicht perfekt sein muss, beziehungsweise, dass Perfektion immer im Auge des Betrachters liegt. In meinen Augen sind diese sieben Punkte für eine proaktive Ernährung ausschlaggebend:

1. **Sie ist individuell auf dich abgestimmt.**

Was mir guttut, kann für dich ungesund sein. Zum einen kommt es auf deine Ausgangslage und zum anderen auf deine Zielsetzung an.

2. **Sie deckt deinen Nährstoffbedarf.**

Essen ist unser Benzin. Deine perfekte Ernährung liefert dir die Menge an Makro- und Mikronährstoffen, die dein Körper benötigt.

3. **Sie ist alltagstauglich.**

Sie soll in deinen Alltag passen und das berücksichtigen, was dir schmeckt und was dir Spaß macht. Jeder hat andere Vorlieben, und nicht jeder verbringt gerne viel Zeit in der Küche.

4. **Sie ist zielführend.**

Sie unterstützt dich dabei, deine Ziele zu erreichen. Das können körperliche Ziele sein, wie Körperfett abbauen oder Muskulatur aufbauen, aber auch mentale Ziele, wie Konzentration am Arbeitsplatz fördern oder Heißhungerattacken vorbeugen.

5. **Sie schenkt dir Lebensqualität und raubt sie dir nicht.**

Dein Sozialleben und deine Hobbys sollen nicht darunter leiden. Eine Ernährungsweise, die dich von sozialen Aktivitäten ausschließt, kann dich auf Dauer nicht glücklich machen.

6. **Sie ist deinen Werten und Idealen angepasst.**

Du musst nichts, was du nicht möchtest. Jeder hat andere Werte und Ideale im Leben.

7. **Sie benötigt wenig bis keine Nahrungsergänzungsmittel.**

Supplemente können eingesetzt werden, wenn ein Mangel oder ein erhöhter Bedarf an einem bestimmten Nährstoff vorliegt. Sie können eine proaktive Ernährung aber nicht ersetzen.

SYMPTOMBEKÄMPFUNG VS. URSACHENFORSCHUNG

Neben dem Problem der Überinformation hast du vielleicht auch schon Bekanntschaft mit deinem inneren Schweinehund gemacht. Vielleicht weißt du im Grunde was zu tun wäre, damit du dich wohler fühlst, aber dein innerer Schweinehund hält dich immer wieder davon ab, aktiv zu werden.

Dann kennst du auch dieses Szenario: Du nimmst es dir jeden Abend vor dem Schlafengehen fest vor. Du liegst im Bett und versprichst dir selbst, dass ab morgen alles anders wird. Ab morgen – ganz sicher. Am nächsten Tag wachst du auf und startest motiviert in den Tag, dein Ziel immer vor Augen. Du hältst der ersten Verführung in der Kaffeepause stand. Das Mittagessen verläuft genau nach Plan, und auch am Nachmittag bist du zufrieden mit dir. Doch dann kommst du am Abend nach Hause – müde, ausgelaugt und hungrig. Wie ferngesteuert greifst du zur Kühlschranktür, und alles, was du dir bis dahin fest vorgenommen hast, ist von einem auf den anderen Moment vergessen. Warum ist der innere Schweinehund bloß so groß? Du willst es doch unbedingt und bist ansonsten auch willensstark.

Nun ja, zum einen ist Willensstärke eine begrenzte Ressource. Das bedeutet, du verbrauchst sie im Laufe des Tages, wie deinen Handyakku. Deshalb hältst du Vorsätze am Morgen meist mühelos ein und je mehr Tageszeit verflossen ist, desto schwerer fällt es dir. Zum anderen erfüllt dein Verhalten wahrscheinlich einen wichtigen Zweck für

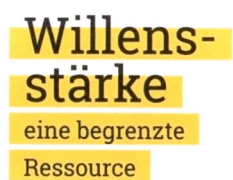

Willensstärke eine begrenzte Ressource

dich, auch wenn es dir nicht bewusst ist. Du denkst vielleicht, dein Nachgeben sei in diesem Moment unnütz oder sogar schädlich für dich, aber was wäre, wenn in Wahrheit ein Bedürfnis dahintersteckt, das erfüllt werden will und dein innerer Schweinehund einfach das ausführt, was dein Herz dir sagt? Die Tafel Schokolade vor dem Fernseher schadet vielleicht deinem Ziel abzunehmen. Aber was ist, wenn sie auf eine andere Art und Weise genau das erfüllt, was du im Moment brauchst? Und zwar ein Bedürfnis, das zusammen mit deiner Willensstärke, die nur noch auf Sparflamme läuft, größer ist als der Wunsch abzunehmen.

Nun stell dir vor, du könntest herausfinden, wofür die Schokolade eigentlich steht und wie du dieses Gefühl, das dieses momentane Bedürfnis befriedigt, anderweitig erzeugen kannst. Verliert die Schokolade dann nicht ihre Notwendigkeit? Dann ist gar keine Willenskraft mehr nötig, weil kein Drang mehr da ist, den du im Zaum halten musst. Manchmal zahlt es sich aus, den Dingen auf den Grund zu gehen, ganz nach dem Motto: Ursachenforschung statt Symptombekämpfung. Mit diesem Buch möchte ich dich deshalb dazu auffordern, nicht nur darüber nachzudenken was du isst, sondern vor allem auch, warum du isst.

MACH'S DIR DOCH MAL SELBST

Bevor du jetzt gleich loslegst und an deiner Ernährung arbeitest, ist eine Sache ganz wichtig. Sie ist sozusagen die Basis jeder Veränderung. Nur wenn du dazu bereit bist, bist du auch bereit für deine Ziele. Deshalb brauche ich jetzt deine volle Aufmerksamkeit.

Wir schauen uns zunächst an, wie du in diese Lage geraten bist. Zu viel Stress im Job, zu wenig Zeit für Sport, keine Unterstützung vom Partner oder vielleicht doch wegen der zu großen Portionen in der Mensa? Dir fallen bestimmt noch viel mehr Gründe ein. Doch Hand aufs Herz, bringt es dich wirklich weiter, wenn du die Ursachen in deiner Umgebung suchst? Eine der größten Erkenntnisse, die ich in den letzten Jahren gewonnen habe, ist, dass allein ich der Ursprung und die Lösung all meiner Probleme bin. Ich weiß, dass es einfacher scheint, einen Schuldigen für die Situation zu suchen und in die Opferrolle zu schlüpfen. Doch wenn du unzufrieden mit deiner Situation bist, die Verantwortung dafür aber nicht selbst übernimmst,

Ich bin der Ursprung und die Lösung all meiner Probleme.

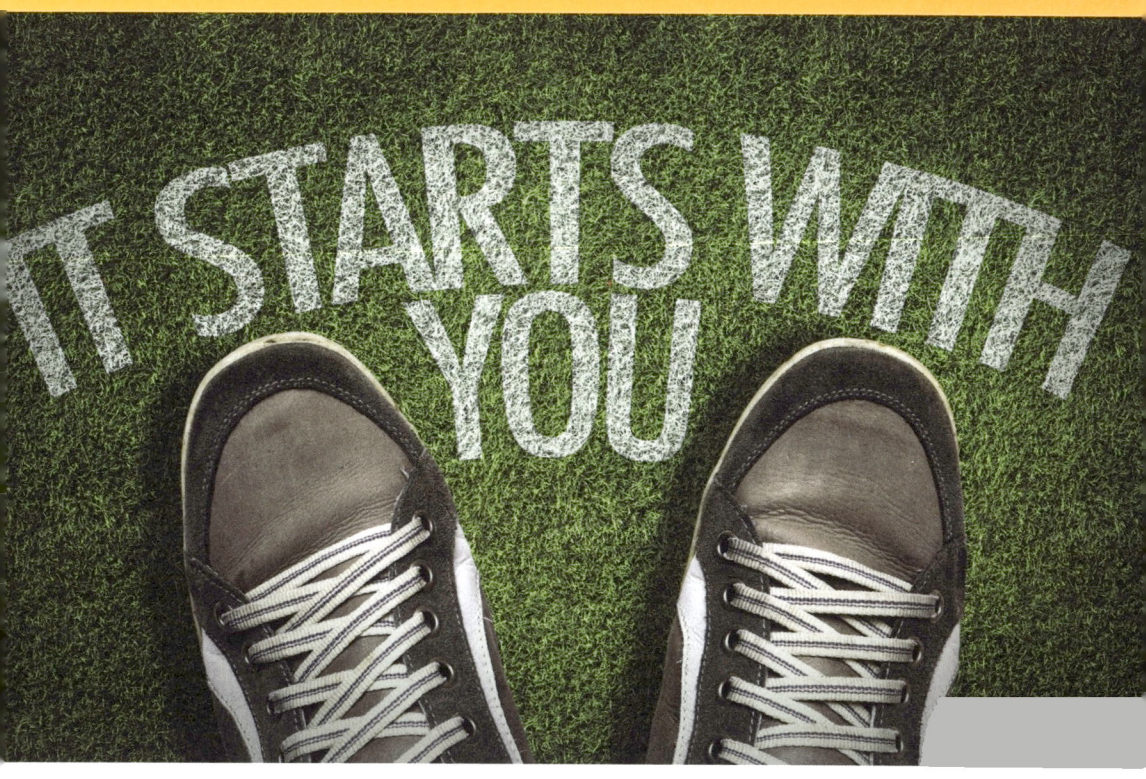

ändert sich deine Lage nicht. Durch das Suchen nach Gründen, warum es nicht funktionieren kann, bestärkst du dich noch in deinem Glauben, dass du nichts veränderst kannst. Du überträgst die Verantwortung dafür jemand oder etwas anderem.

„Wenn ich mehr Zeit dafür hätte, dann …", „Wenn das nicht passiert wäre, dann …", „Wenn er/sie nicht gewesen wäre, dann …", „Wenn ich das erstmal erledigt habe, dann …" Diese oder so ähnliche Sätze kennen wir alle. Doch indem wir solche Gedanken haben oder sie sogar aussprechen, geben wir nicht nur die Verantwortung, sondern auch die Macht über unser Leben ab. Wir lassen andere Menschen oder Umstände darüber entscheiden, wie unser Leben aussieht.

Was dir als Allererstes bewusst werden muss: Verantwortung hat nichts mit Schuld zu tun. Jede Tat, jede Handlung und jede Entscheidung bringt natürlich Konsequenzen mit sich. Verantwortung übernehmen heißt aber nicht, die Schuld auf sich zu nehmen und eine Bestrafung dafür zu akzeptieren. Vielmehr bedeutet es, zu lernen, mit seinen Entscheidungen bewusst umzugehen und die Konsequenzen anzunehmen, und zwar unabhängig davon, wen die Schuld trifft. Du bist vielleicht nicht schuld daran, dass du dich in dieser Situation befindest, aber es liegt in deiner Verantwortung, wie du darauf reagierst und antwortest. Nicht umsonst heißt das Wort „Ver-Antwortung". Das bedeutet, du kannst zwar vieles nicht kontrollieren oder beeinflussen, was in deinem Leben passiert, aber du kannst immer entscheiden, wie du auf die Situation antwortest. Die Bestsellerautorin Byron Katie hat ein Modell entwickelt, mit dem es dir leichter fällt, zu unterscheiden, was in deinem Verantwortungsbereich liegt und was nicht:

My Business: Betrifft alles, was in deiner Verantwortung liegt und was du direkt beeinflussen kannst; zum Beispiel deine Wortwahl, dein Essverhalten, dein Sportpensum, deine Reaktionen, dein Umgang mit anderen Menschen.

Your Business: Betrifft das Handeln und die Reaktionen deiner Mitmenschen. Du kannst nicht beeinflussen, was jemand anders tut oder sagt. Jeder handelt aus einem bestimmten Grund so wie er handelt. Du kannst lediglich beeinflussen, wie deine Reaktion auf das Handeln eines anderen ist.

Gods Business: Betrifft alles, worauf weder du noch deine Mitmenschen Einfluss haben, wie zum Beispiel das Wetter, Zugverspätungen oder Stau auf der Autobahn. Du kannst die Situation nicht ändern, aber du kannst dich auf die Lösung statt auf das Problem fokussieren.

Verschwende nicht zu viel Energie, indem du dich auf das Business der anderen konzentrierst und dich darüber aufregst, warum er/sie so reagiert oder warum das Wetter Regen anstatt Sonne bringt. Du kannst es nicht beeinflussen! Nutze die Energie lieber für dein eigenes Business, denn dieses liegt allein in deiner Hand. Alles, was bis jetzt in deinem Leben passiert ist, hat dich zu diesem Menschen gemacht, der du heute bist – und das ist wunderbar. Doch nur du hast die Macht, etwas zu verändern. Und zwar ab dem Tag, an dem du dich entscheidest, die volle Verantwortung für dein Handeln zu übernehmen. Du bist verantwortlich für alle deine Entscheidungen, du bist verantwortlich für die Erfüllung deiner Bedürfnisse und du bist verantwortlich für dein persönliches Glück und deine Gesundheit. Der Moment, in dem du das erst mal verstanden und angenommen hast, ist der Moment, in dem sich dein Leben verändern wird. Wenn du etwas willst, musst du etwas dafür tun, du kannst nicht von anderen erwarten, dass sie dich glücklich machen. Aber bedenke, umgekehrt ist es genauso. Du bist nicht verantwortlich für andere, jeder ist seines eigenen

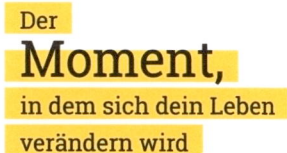

Der **Moment,** in dem sich dein Leben verändern wird

Glückes Schmied. Also, anstatt so viel Energie zu verschwenden, um zu erklären, warum etwas nicht funktioniert, sei ehrlich zu dir selbst, übernimm Verantwortung und stecke die Energie in die Suche nach Gründen, warum es funktionieren wird. Ich weiß, dass ein Macher in dir steckt, sonst würdest du dieses Buch nicht in den Händen halten.

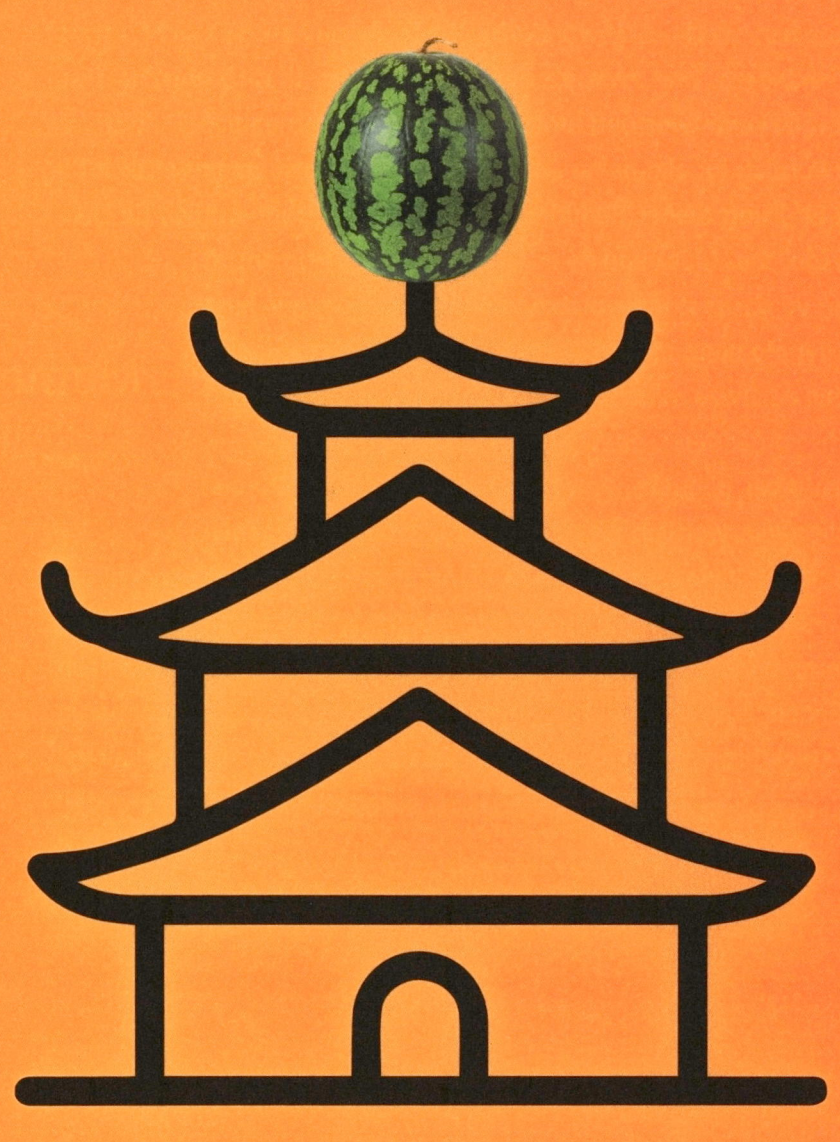

Dein Körper – dein Tempel

DU BIST EIN WUNDER

Dein Körper ist ein wahres Wunderwerk. Während du diese Zeilen liest, passiert zeitgleich so viel in dir, ohne dass es dir überhaupt bewusst ist. Deine Lungen arbeiten, dein Herz schlägt, deine Verdauung ist im Gang. Dein Körper macht das alles ohne einen bewussten Befehl von dir. Wir haben komplexe Hormonsysteme in uns, die diese Abläufe für uns steuern. Warum sollte es bei der Energiedeckung, einem so ausschlaggebenden Gebiet unseres Überlebens, anders funktionieren? Tut es nicht!

Allerdings lernen wir bei den meisten Diäten genau das Gegenteil. Wir sind ungeduldig, wollen schnelle Ergebnisse auf der Waage und wählen deshalb eine Diät, die genau das verspricht. Wir bekommen einen fixen Plan, Mengenangaben und Verboten-Erlaubt-Listen, an die wir uns halten sollen. Ohne überhaupt zu wissen, warum wir manches häufiger und anderes nicht mehr essen dürfen, halten wir uns an den Plan. Zu Beginn hoch motiviert, doch schon bald meldet sich unser Körper, weil etwas nicht passt. Wir ignorieren Hungergefühl und Energietief, betäuben sie mit Kaffee, Zigaretten oder Light-Getränken und wundern uns, warum es irgendwann zu einer Heißhungerattacke kommt.

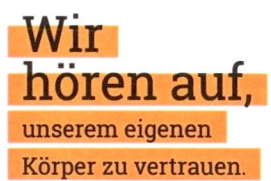

Wir hören auf, unserem eigenen Körper zu vertrauen.

Wir hören auf, unserem eigenen Körper zu vertrauen, suchen nach einer schnellen Lösung und geben die Verantwortung ab. Doch wäre es nicht viel sinnvoller und nachhaltiger, wieder selbst zu erkennen, was dein Körper braucht, als ein weiteres Kontrollsystem von außen zu installieren?

Wir haben nicht nur verlernt, unserem Körper zu vertrauen und seine Signale zu deuten, sondern sind zugleich auch komplett überfordert mit dem Überangebot am Diätmarkt. Gefühlt jede Woche gibt es einen neuen Trend, und jeder Experte schwört auf eine andere Methode. *Low Carb*, Vegan, Paleo, Ketogene Diät, Intervallfasten – Unsicherheit entsteht und wir können nicht mehr einschätzen, was gut für uns ist. Einerseits leben wir im Luxus, uns alles leisten zu können; alle Lebensmittel sind verfügbar und unseren Wünschen sind keine Grenzen gesetzt. Andererseits schaffen wir es trotzdem nicht, unserem Körper die Nährstoffe zu liefern, die er dringend braucht.

Der Mediziner Peter Konopka bringt die Problematik gut auf den Punkt: „Das Phänomen der heutigen Zivilisationskost liegt darin, dass die Menschheit überernährt, doch trotzdem fehlernährt ist." Wir essen also insgesamt zu viel, aber zu wenig vom Richtigen. Und anstatt das Problem an der Wurzel zu packen, soll eine Diät das alles geradebiegen, die im Endeffekt das Gegenteil bewirkt.

Meiner Meinung nach wird es höchste Zeit, etwas Klarheit in diesen Ernährungsdschungel zu bringen. Im folgenden Kapitel möchte ich dir die wichtigsten Basics einer proaktiven Ernährung nahebringen.

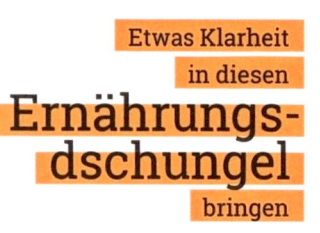

Proaktiv zu handeln bedeutet, deine Wünsche selbst anzupacken und nicht untätig auf deren Erfüllung zu warten. Eine proaktive Ernährung soll dich also dabei unterstützen, gesund zu bleiben und alle deine Ziele zu erreichen. Natürlich musst du etwas dafür tun, angefangen damit, die Verantwortung für dein Essverhalten zu übernehmen und dir das nötige Wissen anzueignen, um nicht mehr Opfer der Diätindustrie zu sein. Und da du dieses Buch in deinen Händen hältst, weiß ich, dass du intelligent genug bist, um dir danach selbst eine Meinung zu bilden. Das, was dich jetzt erwartet, ist eine Art Leitfaden für eine proaktive Ernährung, der dir Klarheit und Sicherheit geben soll. Es geht nicht um Verzicht oder Perfektion, es geht um Gesundheit und Lebensqualität. Also, los geht's!

DEIN KÖRPER LIEBT NORMALGEWICHT

Ohne Energie von außen sind wir nicht lebensfähig. Stell dir vor, dein Körper funktioniere ähnlich wie ein Auto. Ein Auto muss betankt werden, damit es fahrtüchtig ist. Auch wir brauchen Treibstoff zur Aufrechterhaltung aller unserer körperlichen und geistigen Funktionen. Unser Benzin ist die Energie, die in unseren Nahrungsmitteln gespeichert ist. Wir haben alle einen individuellen Bedarf daran. Jeder Körper ist anders, doch grundsätzlich setzt sich dein individueller Energiebedarf aus zwei Faktoren zusammen: dem Grundumsatz und dem Leistungsumsatz.

Dein Gesamtenergiebedarf = GU + LU

Der Grundumsatz (GU)

Der Grundumsatz ist jene Energie, die wir benötigen, damit die grundlegenden Organfunktionen gewährleistet werden können, zum Beispiel Herzschlag, Lungenfunktion, Verdauung und Hirnaktivität. Das ist also die Energiemenge, die uns das Überleben sichert. Diese Menge benötigen wir selbst dann, wenn wir den ganzen Tag nur ruhig und entspannt auf der Couch liegen. Wir hoch der Grundumsatz ist, ist von verschiedenen Faktoren abhängig.

Der Grundumsatz korreliert zwar mit dem Körpergewicht, aber nicht mit dem Körperfettanteil. Das heißt, Übergewichtige haben meist keinen wesentlich höheren Grundumsatz als Normalgewichtige, da das Körperfett ein passives Gewebe ist, das wenig Energie für den Erhalt benötigt.

Bedingung	Veränderung des GU	Ursache
Geschlecht	Frauen durchschnittlich – 10 % im Vergleich zu Männern	Andere Körperzusammensetzung: mehr Fettmasse, weniger Muskelmasse
Alter	Je älter, desto niedriger. Vom 20. bis zum 40. Lebensjahr sinkt der Grundumsatz um ca. 10 %	Veränderung des Stoffwechsels und der Körperzusammensetzung: weniger Muskelmasse, mehr Fettmasse
Sportler	+ je nach Trainingszustand	Körperzusammensetzung: mehr Muskelmasse, weniger Fettmasse
Schwangerschaft	+ 10 %	Wachstum des Fötus, gesteigerte Lungen- und Herztätigkeit der Mutter
Schlaf	– 10 %	geringerer Muskeltonus, geringere Aktivität des sympathischen Nervensystems
Fieber	bis zu + 40 %	Stresshormone, Zytokine, Leukotriene
Stress	+ je nach Stresszustand und Dauer	Stresshormone
Schilddrüsenüberfunktion	+ je nach Hormonstatus	Überschuss an Schilddrüsenhormonen, gesteigerte Stoffwechselfunktion
Schilddrüsenunterfunktion	- je nach Hormonstatus	Mangel an Schilddrüsenhormonen, verlangsamte Stoffwechselfunktion
Menstruationszyklus	Vor der Menstruation ist der GU am höchsten, während der Menstruation am niedrigsten	Sexualhormone

Der Leistungsumsatz (LU)

Der Leistungsumsatz ist jene Energie, die wir zusätzlich zum Grundumsatz brauchen, um unsere täglichen Aktivitäten ausüben zu können. Mit jeder Muskeltätigkeit erhöhen wir unseren Leistungsumsatz. Die Intensität und Dauer der körperlichen Aktivität sowie die Anzahl der beanspruchten Muskelfasern bestimmen die Höhe der zusätzlich benötigten Energie. Geistige Tätigkeit erhöht den Leistungsumsatz nur geringfügig.

Zum Leistungsumsatz zählt außerdem die Energie, die wir benötigen, um das aufgenommene Essen zu verdauen und die Körpertemperatur zu regulieren. Durchschnittlich zehn Prozent der Energie, die wir tatsächlich aufnehmen, wird dafür verwendet. Das Resorbieren (Aufnehmen der Nährstoffe im Darm), Umbauen und Transportieren der

DURCHSCHNITTLICHER KALORIENVERBRAUCH BEIM SPORT

	Frau	Mann
Art der Bewegung	**Kalorienverbrauch pro Stunde**	
Arbeiten am Computer	84	109
Gehen	167	240
Hausarbeit	195	254
Tanzen	251	326
Radfahren	335	435
Schwimmen	390	507
Laufen (8 km/h)	446	580
Laufen (10 km/h)	558	725

Nährstoffe kostet Energie, was bedeutet, dass wir über das Essen nicht nur welche aufnehmen, sondern auch einen kleinen Teil davon automatisch wieder verbrauchen. Dabei ist interessant zu wissen, dass Proteine am meisten Energie benötigen, um verwertet zu werden.

Jene Energie, die unser Körper für das Wachstum, das Aufrechterhalten der Körpertemperatur sowie der Organfunktionen und für alle weiteren Stoffwechselleistungen braucht, ist in unseren Nahrungsmitteln gespeichert. Genau genommen in den großen Nährstoffgruppen, aus denen sie sich zusammensetzen: Kohlenhydrate, Proteine und Fette. Jede Nahrung besteht also aus sogenannten Makronährstoffen (griechisch *makro* = „groß"), die im Zuge der Verdauung gespalten werden und so die darin gespeicherte Energie freisetzen. Die Kalorie ist die Maßeinheit für Energie und gibt uns Auskunft darüber, wie viel „Treibstoff" in einem Nahrungsmittel gespeichert ist.

Eine Kalorie (kcal) ist eine Maßeinheit für den Energiegehalt einer Substanz.

Ergo: viele Kalorien = viel Treibstoff = viel Energie

Im Grunde sind Kalorien deshalb etwas durchweg Positives, denn ohne sie wären wir nicht lebensfähig. Dennoch werden sie meist als etwas Feindliches oder Ungesundes wahrgenommen. Und das hat auch einen Grund. In der Gesellschaft, in der wir in der westlichen Welt leben, haben wir selten das Problem, dass wir an zu wenig Kalorien kommen. Viel weiter verbreitet ist das Problem, dass wir mehr Kalorien „tanken", als wir zum „Fahren" benötigen. Der nächste Supermarkt ist gleich um die Ecke, der Snackautomat steht im Pausenraum, wir können uns alles leisten und die Lebensmittelindustrie arbeitet hart daran, uns jedes Lebensmittel so schmackhaft wie möglich zu machen. Wir könnten

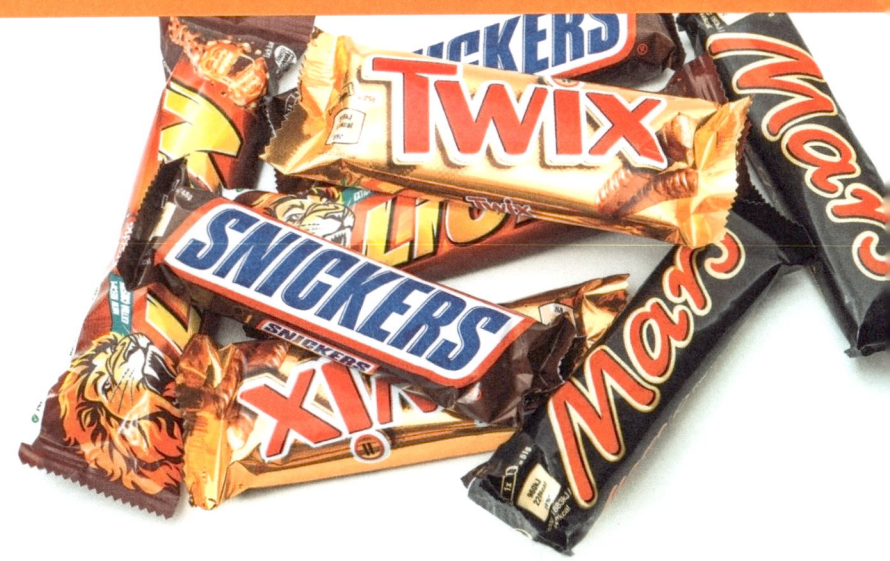

unseren Körper permanent mit Essen betanken, alles ist in greifbarer Nähe, billig und lecker. Allerdings geht in ein vollgetanktes Auto nichts mehr rein, unser Körper hingegen funktioniert anders.

Aus evolutionärer Sicht wäre es fahrlässig, Kalorien zu verschwenden. Es könnte schließlich sein, dass schon morgen nichts mehr zum Essen da ist oder du heute noch vor einem Säbelzahntiger flüchten musst, weshalb du froh um den Energieüberschuss wärst. Jede Kalorie, die derzeit nicht gebraucht wird, wird gespeichert. Unser Körper will für uns vorsorgen, und unsere Speicher sind die geliebten Fettpölsterchen. Wenn wir nun permanent zu viel „tanken" und das Gespeicherte nicht wieder verbrauchen, füllt sich unser Reservoir, unser Körperfettanteil. Okay, unser Körper will keine Energie verschwenden – aber er will auch nicht unnötig viel Last mit sich herumtragen. Bei der Flucht vor einem Säbelzahntiger sind zwar Energiereserven von Vorteil, aber ein Rucksack mit zehn Kilo Übergewicht erschwert dir die Flucht ungemein. Außerdem werden Gelenke und Organe belastet, die dafür zuständig sind, unser Überleben langfristig zu sichern. Fazit: Dein Körper möchte, dass du bedarfsdeckend isst. Weder zu viel, noch zu wenig.

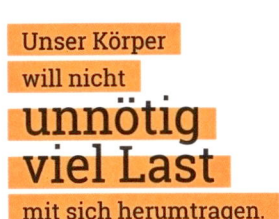

Unser Körper will nicht **unnötig viel Last** mit sich herumtragen.

ALLES EINE FRAGE DER KALORIEN?

Du weißt nun, dass dein Körper abhängig von externer Energie ist. Jedes Nahrungsmittel besteht aus Makronährstoffen, die im Zuge der Verdauung gespalten werden und dich dadurch mit Energie versorgen. Die Kalorie ist die Maßeinheit für Energie, und der Kaloriengehalt eines Nahrungsmittels gibt Auskunft darüber, ob und wie viel Energie drinsteckt. Alles klar so weit? Geht es also im Grunde nur um Kalorien? Nein – nicht ganz. Jeder Makronährstoff erfüllt neben der Energielieferung weitere wichtige Aufgaben in deinem Körper. Deshalb ist von großer Bedeutung, in welcher Form du deinem Körper die Kalorien gibst, es geht demnach um die Zusammensetzung der einzelnen Makronährstoffe. Es ist nicht ratsam, alle Kalorien durch einen Nährstoff zu decken, schon deshalb, weil dir die anderen Nährstoffe fehlen und es zu Mangelerscheinungen und Defiziten kommt.

Außerdem gibt es auch kleine Nährstoffe, die sogenannten Mikronährstoffe (griechisch *mikro* = „klein"), die unser Körper benötigt. Diese liefern uns zwar keine Kalorien, haben aber wichtige Aufgaben und mannigfache Schutzwirkung für unseren Körper. Dazu zählen Vitamine, Mineralstoffe, Spurenelemente und sekundäre Pflanzenstoffe. Wenn Makronährstoffe unser Benzin sind, sind Mikronährstoffe so etwas wie das Motoröl, welches dafür sorgt, dass alle Stoffwechselvorgänge im Körper wie geschmiert laufen. Eine gesunde und proaktive Ernährung bedeutet also in erster Linie, dass du bedarfsdeckend isst. Dass du deinem Körper die Menge an Makro- und Mikronährstoffen gibst, die er benötigt. Dabei spielen vor allem die essenziellen Nährstoffe eine wichtige Rolle. Denn unter allen Makro- und Mikronährstoffen gibt es 47 Nährstoffe, die unser Körper nicht selbst herstellen kann. Die restlichen kann er sich in einer Mangelsituation selbst basteln. Zu den 47 essenziellen Nährstoffen zählen:

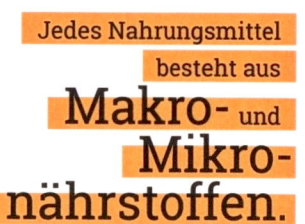
Jedes Nahrungsmittel besteht aus Makro- und Mikronährstoffen.

Nährstoff	Aufgabe	Vorkommen
Arginin	Aufbau von körpereigenem Eiweiß	In eiweißreichen Lebensmitteln wie Hülsenfrüchten, Pseudogetreide, Nüssen, Milchprodukten, Eiern, Fisch, Fleisch
Isoleucin		
Leucin		
Valin		
Lysin		
Methionin		
Phenylalanin		
Threonin		
Tryptophan		
Histidin		

2 FETTSÄUREN

Nährstoff	Aufgabe	Vorkommen
Omega 3	Hemmt Entzündungen, Hormonaufbau	Fisch, Fischöl, Mikroalgenöl, Leinöl, Rapsöl, Leinsamen, Chiasamen, Hanfsamen, Walnüsse
Omega 6	Aufbau Zellmembran	Fleisch, Eier, Butter

Nährstoff	Aufgabe	Vorkommen
Kalzium	Wachstum und Neubildung von Knochen, Zähnen und Nägeln, Muskelkontraktion	Milchprodukte, grünes Blattgemüse, Nüsse, Samen, Mineralwasser
Eisen	Transport von Sauerstoff, Energiegewinnung, Immunabwehr stärken, Bildung von Hormonen	Fleisch, Hülsenfrüchte, Vollkorngetreide, grünes Blattgemüse, Beerenobst
Kalium	Übertragung elektrischer Impulse an Nerven und Muskelzellen	grünes Blattgemüse, Hülsenfrüchte, Vollkorngetreide, Banane
Magnesium	wirkt entzündungshemmend, krampflösend und stressreduzierend, Schlüsselaufgabe für die Muskelkontraktion und im Energiestoffwechsel	Nüsse, Samen, Vollkorngetreide, grünes Blattgemüse, Milchprodukte
Natrium	Aufrechterhaltung des elektrischen Zellpotenzials, damit neuromuskuläre Impulse weitergeleitet werden können	Zusammen mit Chlorid in Speisesalz, Käse, verarbeiteten Produkten wie z. B. Brot
Kupfer	wirkt antioxidativ, Elektronentransport, Abwehrsystem	Vollkorngetreide, Nüsse, Hülsenfrüchte, Pilze, Krustentiere
Chlorid	Bestandteil von Verdauungssäften, Aufrechterhaltung des Säure-Basen-Haushaltes	Zusammen mit Natrium in Speisesalz, Käse, verarbeiteten Produkten wie z. B. Brot
Chrom	fördert Insulinwirkung	Fleisch, Vollkorngetreide
Jod	Bestandteil von Schilddrüsenhormonen, Einfluss auf Wachstum und Energiestoffwechsel	Jodiertes Speisesalz, Seefisch, Algen

Mangan	Aktivierung von Enzymen	Vollkorngetreide, Hülsenfrüchte
Molybdän	Einfluss auf den Enzymstoffwechsel	Vollkorngetreide, Hülsenfrüchte, Eier
Selen	antioxidative Wirkung, Zellschutz, Einfluss auf die Schilddrüsenfunktion, Stärkung der Immunabwehr, Einfluss auf die Fruchtbarkeit	Paranüsse, Eier, Meeresfrüchte, Fleisch, Kohlgemüse, Zwiebel
Zink	Förderung der Wundheilung, Bildung von Immunzellen, Bildung von Enzymen	Austern, Eier, Fleisch, Hartkäse, Vollkorngetreide, Nüsse, Hülsenfrüchte
Nickel	Baustein für Eiweiße, Eisenaufnahme	Schokolade, Kakao, Hülsenfrüchte, Nüsse
Lithium	Gehirngesundheit, stabilisiert die Stimmungslage	Eier, Fleisch, Milchprodukte, Fisch
Cobalt	Bestandteil von Vitamin B12	In Kombination mit Vitamin B12 in tierischen Lebensmitteln
Fluorid	in kleinsten Mengen wichtig für den Stoffwechsel, Zähne, Knochen	Nur in sehr geringen Mengen in Lebensmitteln wie Fisch, Garnelen, Eiern enthalten
Silizium	Aufbau von Knochen, Haut, Bindegewebe	Vollkornprodukte, Getreide, Pseudogetreide
Rubidium	Bildung von Neurotransmittern	Spargel, Orangen, Kakao
Vanadium	Knochenaufbau, Zuckerstoffwechsel	Hülsenfrüchte, Nüsse
Phosphor	Aufbau der Zellwände	Fleisch, Milchprodukte, Vollkornprodukte

13 VITAMINE

Nährstoff	Wichtig für	Vorkommen
Vitamin A	Augen, Schleim-häute, Haut	Leber, Fisch, vollfette Milch-produkte, Karotten, Kürbis, Apriko-sen, dunkelgrünes Blattgemüse
Vitamin D	Knochen, Zähne, Kal-zium- und Phosphat-stoffwechsel, Immun-system	Eigensynthese des Körpers, ab-hängig von Sonneneinstrahlung. Geringe Mengen in Lebensmitteln wie Lebertran, fettem Seefisch, Butter, Eigelb, Pilze
Vitamin E	antioxidative Wir-kung, Zellschutz	Eier, Nüsse, Samen, Vollkorn-getreide, Pflanzenöle
Vitamin K	Blutgerinnung, Kno-chen, Beteiligung bei der Herstellung be-stimmter Eiweiße	Grünes Blattgemüse, Blumenkohl, Rosenkohl, Brokkoli, Schnittlauch, Eier
Vitamin C	Wundheilung, Immunsystem, Kno-chen, Zähne, Binde-gewebe, anti-oxidative Wirkung	Paprika, Fenchel, Zitrusfrüchte, Grünkohl, Brokkoli, Kartoffeln

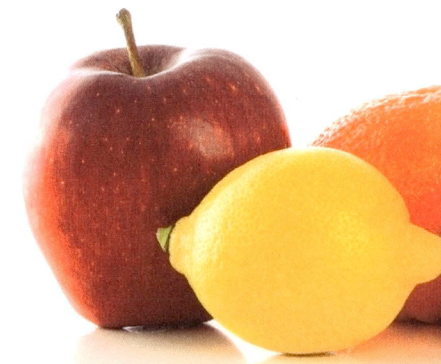

Vitamin B1		Vollkorngetreide, Haferflocken, Nüsse, Hülsenfrüchte, Fisch, Fleisch
Vitamin B2		Quark, Käse, Eier, Fisch, Leber, Vollkorngetreide
Vitamin B3		Fleisch, Fisch, Eier, Vollkorngetreide, Nüsse
Vitamin B5	Helfen dem Körper, die Makronährstoffe zu verstoffwechseln, Bildung roter Blutkörperchen, Nervensystem, Haut, Haare, Fingernägel, Schleimhäute	Eier, Leber, Mandeln, Vollkorngetreide
Vitamin B6		Vollkorngetreide, Hülsenfrüchte, Bananen, Walnüsse, Leber, Fisch, Fleisch
Biotin		Eier, Milchprodukte, Hülsenfrüchte, Vollkorngetreide, Geflügel, Avocado, Beeren, Nüsse
Folsäure		Grünes Blattgemüse, Eier, Avocado, Samen
Vitamin B12		Nur in tierischen Lebensmitteln

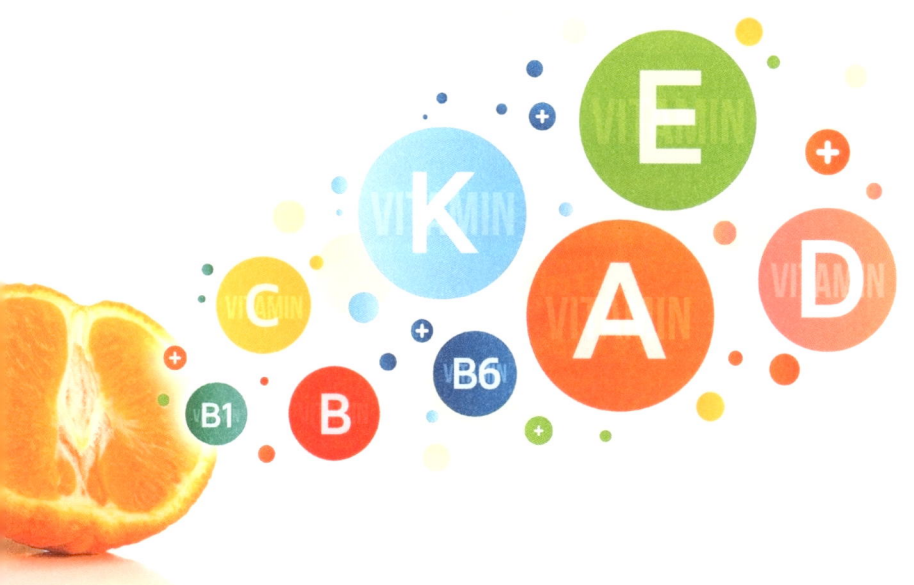

Und, was meinst du? Bekommt dein Körper alle 47 essenziellen Nährstoffe? Wo hast du Nachholbedarf? Was hingegen läuft schon richtig gut?

HOW TO LOSE BODYFAT

Wenn es nun darum geht, zu verstehen, wie Abnehmen funktioniert, ist es eigentlich recht simpel. Wir haben alle einen individuellen Kalorienbedarf, der sich aus Grundumsatz und Leistungsumsatz ergibt. Wenn wir mehr Kalorien aufnehmen als wir brauchen, nehmen wir zu, wenn wir weniger aufnehmen als wir brauchen, nehmen wir ab. Eine einfache Bilanz.

Gewichtsreduktion = Energieaufnahme < Energieverbrauch

Wenn du Körperfett reduzieren möchtest, ist es also notwendig, eine negative Energiebilanz zu schaffen, ohne einen Mangel an essenziellen Nährstoffen zu provozieren. Das bedeutet, du nimmst über einen längeren Zeitraum weniger Energie in Form von Nahrung auf als du verbrauchst. Nur dann wird sich dein Körper an deine Fettreserven ranmachen. Um den Kaloriengehalt eines Nahrungsmittels zu bestimmen, musst du wissen, wie sein Makronährstoffprofil aussieht, denn die verschiedenen Nährstoffe unterscheiden sich in ihrem Energiegehalt.

1 g Kohlenhydrat → 4 kcal

1 g Eiweiß → 4 kcal

1 g Fett → 9 kcal

1 g Alkohol → 7 kcal

Alkohol

Alkohol liefert ebenfalls Energie, zählt aber nicht zu den Makro-nährstoffen, da wir ihn nicht zum Überleben benötigen. Im Gegenteil, er ist ein Zellgift, das bei hoher regelmäßiger Zufuhr zu Organschäden und einer insgesamt höheren Mortalität führt. In verschiedenen Studien wird zwar beschrieben, dass ein moderater Konsum (z. B. 1–2 Gläser Wein) einen positiven Effekt auf unser Herz hat, dieser kann jedoch nicht empfohlen werden, da er zu viele negative Folgen mit sich bringt, wie Suchtgefahr oder die Begünstigung schwerwiegender Erkrankungen. Durch seinen relativ hohen Energiegehalt trägt Alkohol außerdem oft zur Entstehung von Übergewicht bei und kann Auslöser für Stoffwechselstörungen und damit verbundene Mangelsymptome bzgl. essenzieller Nährstoffe, wie Vitamine und Mineralstoffe, sein. Deshalb gefällt mir der Leitspruch: **„If you don't drink, don't start!"** Und wenn, dann mit Genuss, Maß und Ziel. ☺

Also, ohne Kaloriendefizit kann keine Gewichtsabnahme erfolgen. Jede Diät, mit der du das Ziel „Abnehmen" verfolgst, funktioniert nach diesem Prinzip. Bei einer Low-Carb-Ernährung wird das Defizit durch das Einsparen von Kohlenhydraten erreicht, bei einer Low-Fat-Ernährung durch das Einsparen von Fett und beim Intervallfasten durch das Weglassen ganzer Mahlzeiten. Alle spielen nach denselben Regeln. Folglich solltest du mit einer Diät deine Energieaufnahme unter Kontrolle haben. Du kannst natürlich auch noch zusätzlich an deinem Energieverbrauch feilen. Durch Bewegung steigerst du deinen Verbrauch und dein Leistungsumsatz erhöht sich. Wenn du mehr Bewegung in deinen Alltag einbaust und regelmäßig Sport betreibst, wird es deshalb leichter sein, eine negative Energiebilanz zu erreichen. Natürlich spielt die Ernährung dabei eine wesentliche Rolle, denn durch die Nahrungszufuhr entscheidest du, wie viel Energie in Form von Kalorien du aufnimmst.

1 kg Körperfett = 7.000 kcal

d. h., wenn ich 1 kg Fett verlieren möchte, muss ich ein Defizit von 7.000 kcal anstreben

-500 kcal täglich = 0,5 kg Körperfett in der Woche

Das klingt doch total simpel und ist im Grunde ein thermodynamisches Gesetz. Wahrscheinlich erzähle ich dir nicht mal etwas Neues. Jeder, der unzufrieden mit seinem Gewicht ist und bereits Diäterfahrung gesammelt hat, weiß, dass bestimmte Lebensmittel mehr Kalorien haben als andere und dass man zunimmt, wenn man permanent zu viel isst. Du bist wahrscheinlich sogar Experte für Kalorientabellen und Nährwertangaben. Und dennoch gelingt es dir nicht, dieses Wissen dauerhaft in der Praxis zu nutzen. Warum es nicht so kinderleicht klappt, wie es scheint? Unser Körper funktioniert vielleicht in gewisser Hinsicht wie ein Auto, aber er ist sicher keine Maschine. Wir sind emotionale Wesen mit einem Bewusstsein und einem Unterbewusstsein. Keine dieser Diäten berücksichtigt unsere Emotionen, und deshalb funktioniert es zwar in der Theorie, in der Praxis aber leider kaum. Das Thema ist folglich um einiges komplexer, als es auf Anhieb scheint.

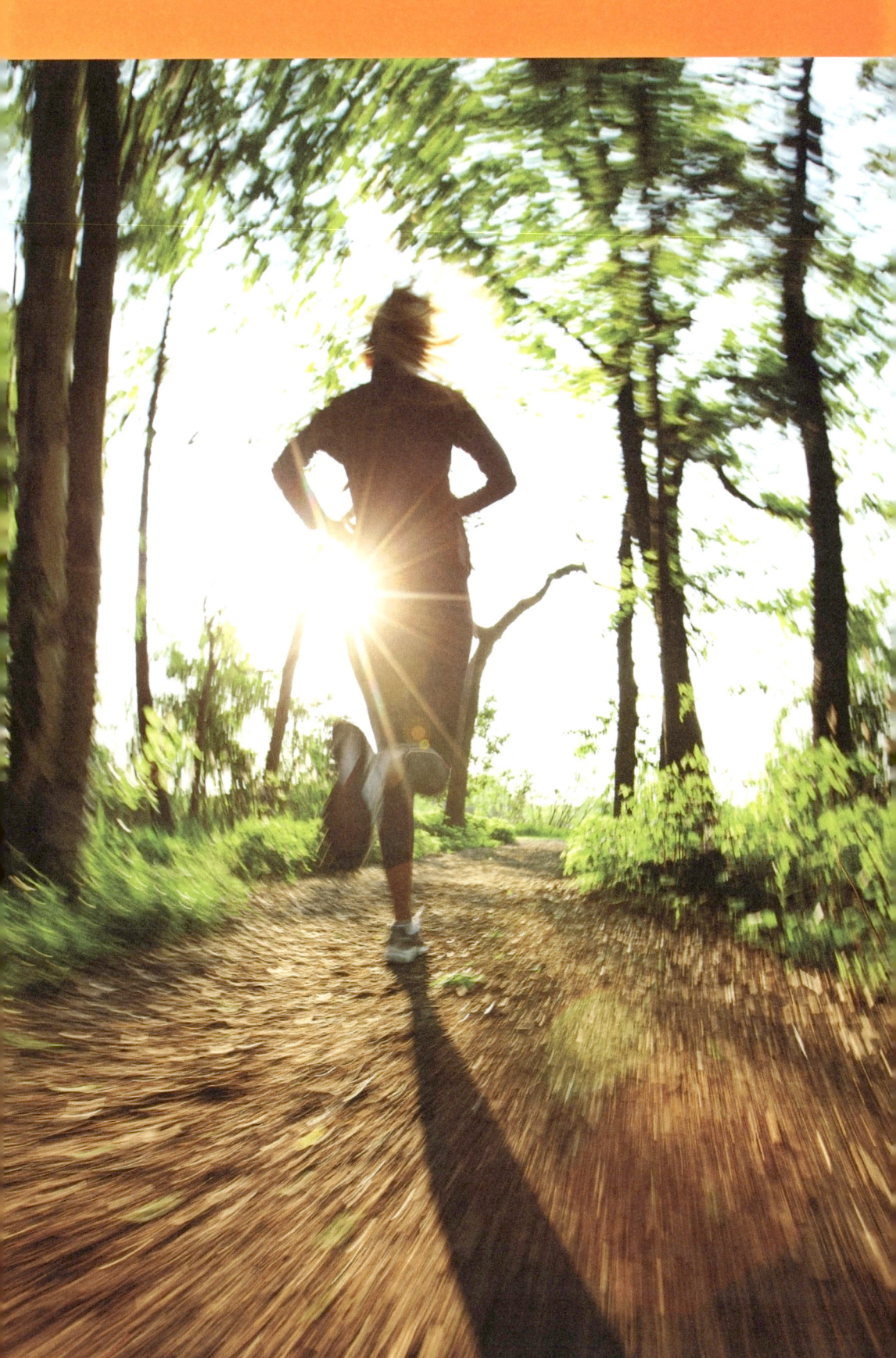

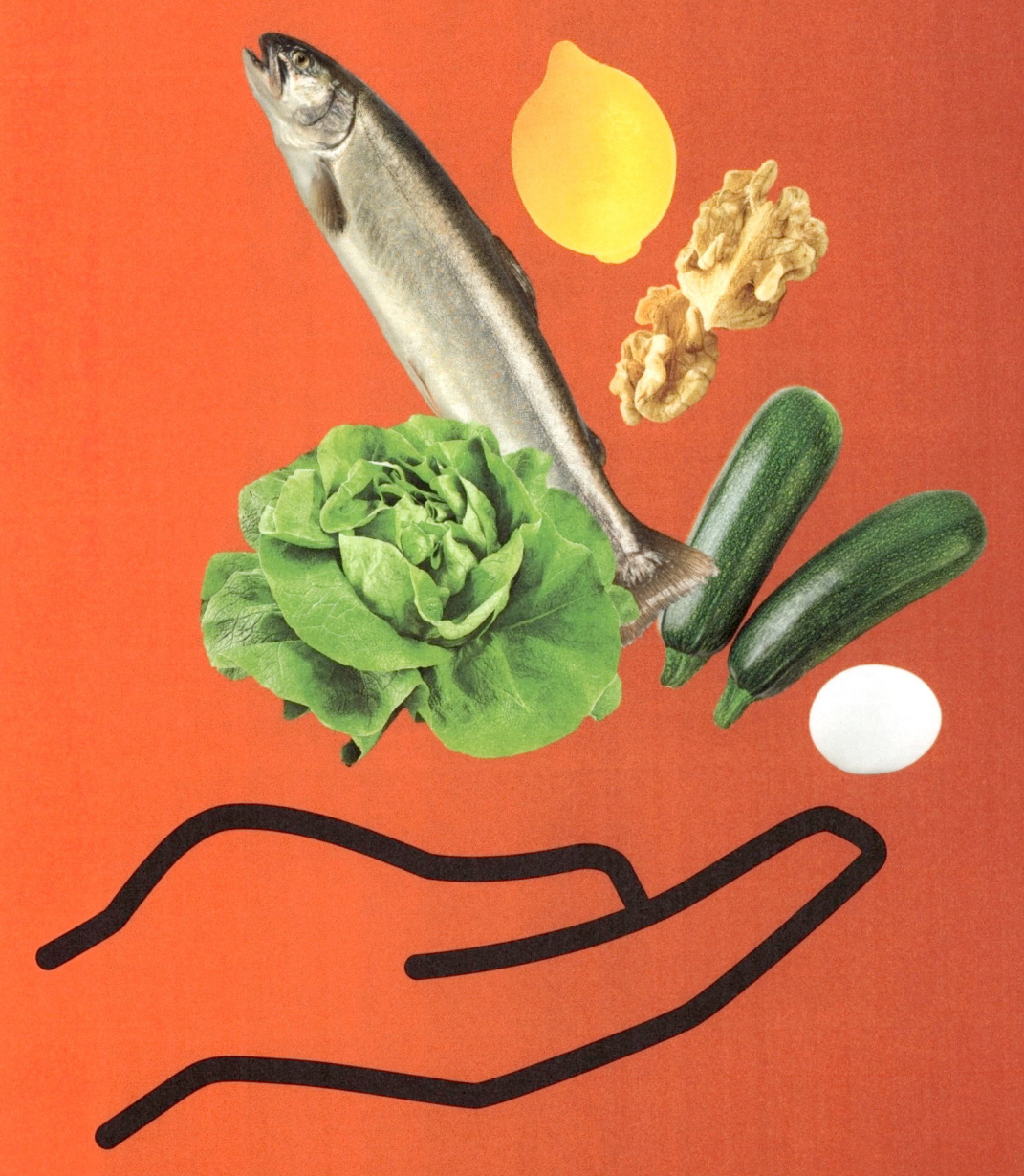

Die Basics einer proaktiven Ernährung

DIE MAKROS

Bleiben wir zunächst bei der Theorie. Als Makronährstoffe werden die Bestandteile der Nahrung bezeichnet, die uns mit Energie versorgen: **Kohlenhydrate, Eiweiße** und **Fette.** In diesem Kapitel lernst du sie genauer kennen, denn Makronährstoffe sind weit mehr als pure Kalorienlieferanten. Jeder Nährstoff erfüllt gewisse Aufgaben in deinem Körper und trägt dazu bei, dass es dir rundum gut geht.

KOHLENHYDRATE: FREUND ODER FEIND?

Kohlenhydrate sind für unseren Körper von großer Bedeutung. Wenn du dir die Liste der 47 essenziellen Nährstoffe nochmals genauer ansiehst, wird dir aber auffallen, dass sie nicht dazuzählen. Während unser Körper gewisse Fettsäuren und Aminosäuren (= Bausteine der Eiweiße) nicht selbst herstellen kann, gelingt ihm das mit Kohlenhydraten recht gut. Das bedeutet, wir müssen nicht zwingend Kohlenhydrate essen, um zu überleben. In diesem Zusammenhang ist es sinnvoll, einen kurzen Abstecher in die Biochemie zu machen, damit du besser verstehst, was in deinem Körper vorgeht: Die Begriffe „Kohlenhydrate" und „Zucker" werden oft als Synonyme verwendet. Wenn ich von Zucker spreche, dann allerdings vom weißen, süßen, kristallinen Pulver. Zucker ist ein Kohlenhydrat, eines von vielen. Folglich gibt es verschiedene Kohlenhydrate, die aber alle aus Monosacchariden (wie Glucose, Fructose oder Galactose) bestehen. Wir unterscheiden langkettige, komplexe Kohlenhydrate von kurzkettigen, einfachen Kohlenhydraten. Obwohl die Grundbausteine immer dieselben sind (= Monosaccharide), gibt es einen wesentlichen Unterschied in der Verdauung.

Während einfache Kohlenhydrate aus ein oder zwei Monosacchariden bestehen, haben komplexe Kohlenhydrate wesentlich mehr Bausteine. Im Zuge der Verdauung wird jedes Kohlenhydrat gespalten und immer weiter abgebaut, bis es in seine Grundbausteine zerlegt worden ist, damit die gespeicherte Energie genutzt werden kann.

Das Endprodukt der Kohlenhydratverdauung ist immer ein Monosaccharid.

Je kürzer und einfacher das Kohlenhydrat ist, desto schneller wird es verdaut; das bedeutet, desto schneller steigt unser Blutzuckerspiegel und desto schneller sinkt er wieder ab. Einfache Kohlenhydrate halten uns deshalb nicht lange satt und führen zu Blutzuckerschwankungen. Für die Resorption (Aufnahme) komplexer, langkettiger Kohlenhydrate muss unser Körper hingegen viel mehr Verdauungsarbeit leisten. Sie werden also langsamer verstoffwechselt und geben uns nachhaltigere Energie, deshalb werden sie auch als sogenannte „Slow Carbs" bezeichnet.

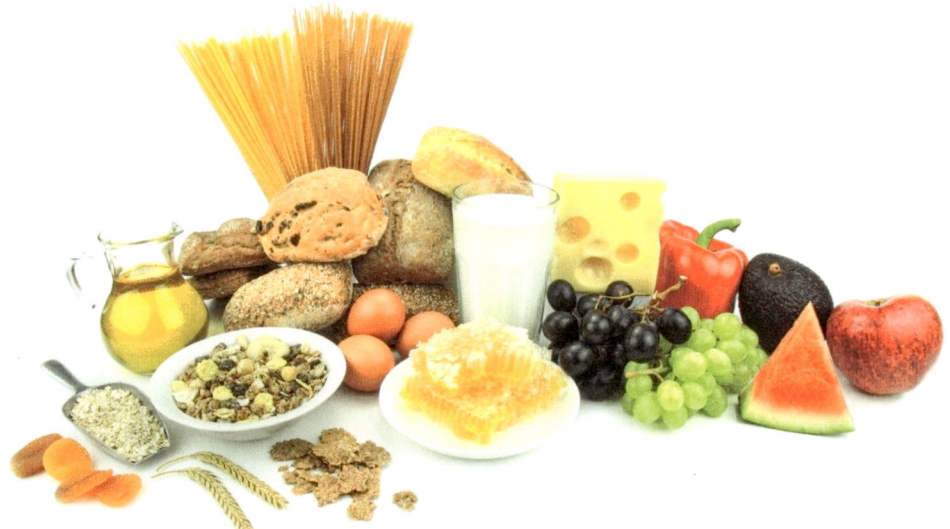

BEISPIELE FÜR VERSCHIEDENE KOHLENHYDRATE

Kohlenhydrat	Struktur	Vorkommen
Glucose/Traubenzucker	1 Molekül Einfaches Kohlenhydrat	In Haushaltszucker, Obst, Honig etc.
Fructose/Fruchtzucker	1 Molekül Einfaches Kohlenhydrat	In Haushaltszucker, Obst, Honig etc.
Saccharose/Haushaltszucker	2 Moleküle (Glucose + Fructose) Einfaches Kohlenhydrat	In Süßigkeiten, Desserts, Limonaden etc.
Lactose/Milchzucker	2 Moleküle (Glucose + Galactose) Einfaches Kohlenhydrat	In Milch und Milchprodukten
Amylopektin	Mehrere 1.000 Glucosemoleküle Komplexes Kohlenhydrat	Stärke, Getreide, Hülsenfrüchte, Kartoffeln
Amylose	100 bis 1.400 Glucosemoleküle Komplexes Kohlenhydrat	Stärke, Getreide, Hülsenfrüchte, Kartoffeln
Cellulose	Mehrere 1.000 Glucosemoleküle Komplexes Kohlenhydrat	Obst, Gemüse, Hülsenfrüchte, Getreide

Nehmen wir mal an, du nimmst eine Mahlzeit zu dir, die komplexe Kohlenhydrate enthält. Bereits im Mund beginnen die ersten Verdauungsenzyme zu wirken und spalten die langen Kohlenhydratketten zu kürzeren Ketten. Der Nahrungsbrei gelangt über die Speiseröhre in deinen Magen-Darm-Trakt, dort werden die kurzen Ketten schließlich in ihre Grundbausteine, die Monosaccharide, zerlegt. Denn nur als einzelne Moleküle gelangen sie durch die Darmwand in die Blutbahn. Dein Körper befindet sich nun in der „absorptiven Phase". Das bedeutet, er ist dabei, die gelieferten Nährstoffe zu verdauen und zu resorbieren (aufzunehmen). Die Monosaccharide gelangen nun direkt zum zentralen Stoffwechselorgan, der Leber. Diese behält einen Teil der Energie für sich,

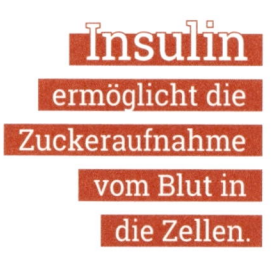

Insulin ermöglicht die Zuckeraufnahme vom Blut in die Zellen.

die übrigen Moleküle werden über die Blutbahn zu den Körperzellen weitertransportiert, die ebenfalls Energie benötigen. Dein Blutzuckerspiegel erhöht sich, weil sich die Monosaccharide während des Transports im Blut befinden.

Währenddessen wird von deiner Bauchspeicheldrüse Insulin ausgeschüttet, das die Zuckeraufnahme vom Blut in die Zellen ermöglicht. Insulin ist ein anaboles (aufbauendes) Hormon, welches deinem Körper das Signal „speichern und aufbauen" sendet, woraufhin dieser beginnt, alles, was er bekommt, direkt für die Energiegewinnung zu nutzen oder als Reserve zu speichern.

Zucker

Haushaltszucker ist ein einfaches Kohlenhydrat. Es besteht lediglich aus zwei Molekülen: einem Glucosemolekül und einem Fructosemolekül. Während der Verdauung wird dieser Zweifachzucker zu zwei Einfachzuckern abgebaut. Denn nur einzelne Moleküle können durch die Darmwand gelangen, zur Leber transportiert und über das Blut zu den Körperzellen befördert werden. Im Vergleich zum Stoffwechselvorgang der komplexen Kohlenhydrate passiert dieser relativ rasch, da der Zucker ohnehin nur aus zwei Molekülen besteht und daher nicht viel Enzymaktivität und Verdauungsarbeit notwendig ist.

Wenn die Zellen gesättigt sind und keine weitere Energie mehr brauchen, aber dennoch Zuckermoleküle nachgeliefert werden, wird die überschüssige Energie gespeichert. Da der Zuckerspeicher aber begrenzt ist und auch das Wasser, das zugleich eingelagert wird, Platz braucht, muss der Überschuss in eine andere Speicherform umgewandelt werden: Fett. Unser Fettspeicher ist im Vergleich zu unserem Kohlenhydratspeicher quasi unbegrenzt. Überschüssige Energie aus den Kohlenhydraten wird also immer in Form von Fett gespeichert, das gilt nicht nur für Zucker, sondern für jeden energieliefernden Nährstoff.

Lebensmittel, die viele einfache Kohlenhydrate enthalten, machen aufgrund der raschen Verstoffwechselung nicht lange satt. Sie schmecken uns aber meistens gut und stimulieren unser Belohnungszentrum im Gehirn. Dadurch steigt das Risiko einer zu hohen Aufnahme deutlich an. Wir neigen dazu, mehr Zucker aufzunehmen, als wir brauchen. Außerdem enthalten Lebensmittel, die reich an Haushaltszucker sind, meist wenig Ballaststoffe oder Mikronährstoffe. Daher hat sich die Aussage etabliert, dass Haushaltszucker „leere Kalorien" hat. Er liefert uns zwar reichlich Energie, aber keine essenziellen Nährstoffe. Ein hoher Zuckerkonsum ist also definitiv nicht gesundheitsförderlich. Aber auch hier macht die Menge das Gift. Ab und zu ein Stück Kuchen, deine Lieblingssüßigkeit oder eine Kugel Eis wird dich nicht krank oder übergewichtig machen. Dein Körper kann damit umgehen, wenn du ihn nicht permanent mit Zucker überlädst. Du brauchst also keine Angst vor Zucker zu haben, solange du ihn als Genussmittel verwendest.

Generell gilt: wenn schon Zucker, dann besser essen als trinken. Softdrinks sind im Grunde eine direkte Zuckerinfusion ins Blut und liefern sehr viele Kalorien ohne jeglichen Sättigungseffekt. Zusammengefasst: Komplexe Kohlenhydrate sollten täglich auf deinem Speiseplan stehen, Haushaltszucker nur gelegentlich, gezuckerte Getränke selten bis gar nicht.

Gegen Ende der absorptiven Phase kommt es wieder zur Umstellung des Stoffwechsels. Der Blutzucker- und der Insulinspiegel sinken, die Monosaccharide wurden entweder verbraucht oder gespeichert. Nun kommt ein anderes Hormon ins Spiel, Glucagon. Es ist sozusagen der Gegenspieler von Insulin und signalisiert dem Körper, dass die Energie knapp wird. Dein Körper reagiert darauf, indem er zunächst gespeicherte Kohlenhydratenergie wieder ins Blut entlässt.

Dein Blutzuckerspiegel wird also durch die Hormone Insulin und Glucagon streng überwacht. Ist er zu hoch, sorgt Insulin dafür, dass Energie eingelagert wird, ist er zu niedrig, sorgt Glucagon dafür, dass die Speicher geleert werden. Wenn du über die Nahrung keine Kohlenhydrate nachlieferst, sind die körpereigenen Speicher bald aufgebraucht und es kommt zu einer Umstellung des Stoffwechsels. Freie Fettsäuren oder Ketonkörper (du kannst sie dir vorstellen als deine Notenergiequelle) werden als Energielieferanten herangezogen. Außerdem gibt es bestimmte Aminosäuren, also Eiweiße, die zu Kohlenhydraten umgewandelt werden können. Um dein Muskeleiweiß zu schützen, beziehen alle Organe, die nicht zwingend Glucose benötigen, ihre Energie mehr und mehr aus Fettsäuren. Das Gehirn, das normalerweise auf Glucose angewiesen ist, lernt nun, seinen Energiebedarf durch Ketonkörper zu decken. Ketonkörper werden in der Leber aus Fettsäuren synthetisiert. Dadurch sinkt der Glucosebedarf ab und weniger körpereigenes Eiweiß muss abgebaut werden. Der Körper befindet sich nun in einer ketogenen Stoffwechsellage, man spricht von einer Ketose.

Obwohl Kohlenhydrate nicht zu den 47 essenziellen Nährstoffen zählen, bringen sie dennoch einige Vorteile mit sich. Sie sind sehr effiziente Energielieferanten. Einige Bestandteile unseres Körpers arbeiten am besten mit Kohlenhydraten, wie die roten Blutkörperchen, das Nierenmark und das Zentralnervensystem. Auch in der Sporternährung nehmen sie eine wichtige Rolle ein. Dennoch sind sie wohl der Makronährstoff mit dem meisten Diskussionspotenzial. Sie werden oft als Dickmacher abgestempelt und sind in manchen Köpfen nach 18 Uhr streng verboten. *Low Carb* ist deshalb wohl eine der weitverbreitetsten Ernährungsformen, um schnell Gewicht zu verlieren.

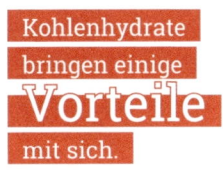

Vor allem bei Menschen, die sich zum ersten Mal mit dem Thema Abnehmen beschäftigen, ist diese Ernährungsform sehr beliebt und auch Erfolg versprechend. Durch den Verzicht auf Kohlenhydrate werden automatisch weniger Kalorien aufgenommen. Ein Kaloriendefizit entsteht und es folgt eine Gewichtsreduktion. Die Kohlenhydratspeicher im Körper werden geleert und Wasser wird frei, denn ein Gramm Kohlenhydrat bindet etwa vier Gramm Wasser in unserem Körper. Daher kommt es vor allem in der ersten Woche zu tollen Resultaten auf der

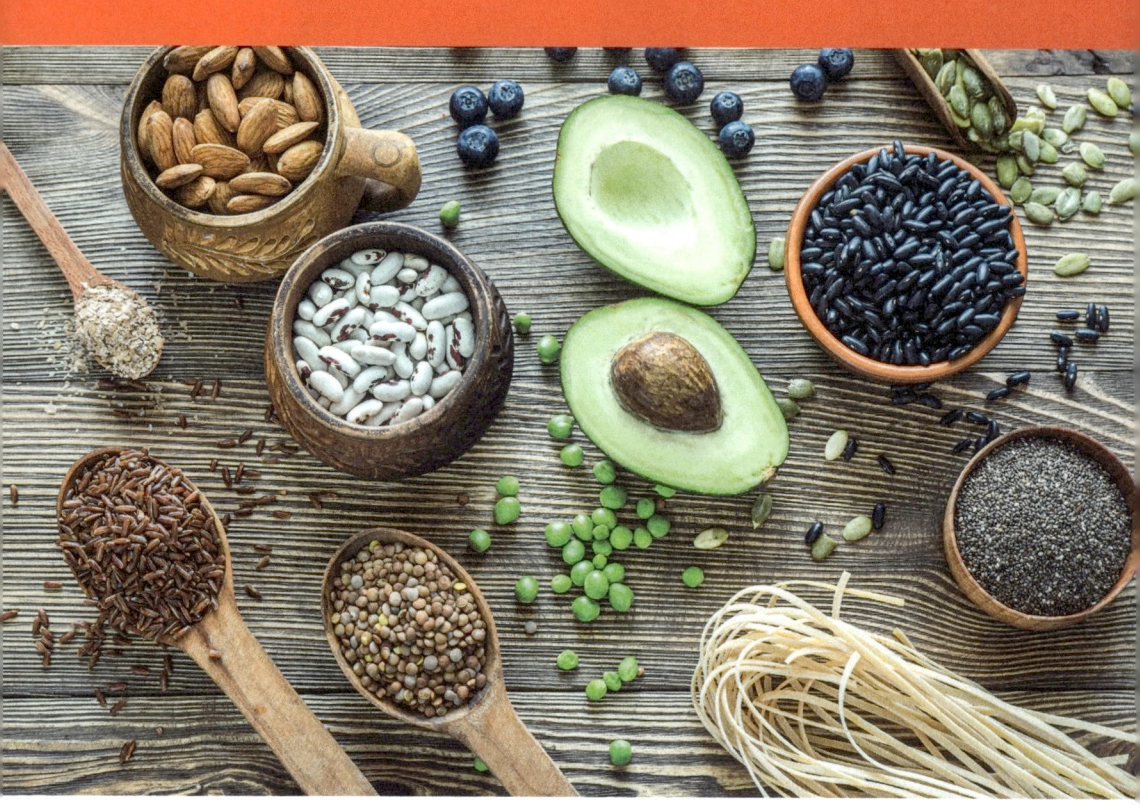

Waage, was natürlich motiviert. Die Diät ist im Grunde recht einfach in der Umsetzung, da man lediglich wissen muss, welche Lebensmittel kohlenhydratreich sind. Man muss dafür in Kauf nehmen, dass der Speiseplan eventuell etwas eintönig aussieht und man relativ eingeschränkt ist, gerade was Auswärts-Essen betrifft. Ich zweifle nicht an der Wirksamkeit von *Low Carb* – ich kenne die Datenlage und weiß, dass es funktioniert, vorausgesetzt du füllst die gesparten Kalorien nicht anderweitig wieder nach.

Aber schlussendlich führt jede Ernährungsweise zur Gewichtsreduktion, wenn man ein Kaloriendefizit erreicht. Es geht also immer um deine persönlichen Vorlieben und Ziele. Die beste Ernährungsweise für dich ist die, bei der es dir gut geht und die dich dabei unterstützt, deine Ziele zu erreichen. Wenn du Kalorien reduzieren möchtest und dich mit *Low Carb* wohlfühlst, dann mach es so. Aus meiner

Erfahrung kann ich sagen, dass es ein guter Start sein kann, wenn du übergewichtig bist. Nachhaltig ist es wahrscheinlich nicht, da ein Leben ohne Kohlenhydrate für die wenigsten auf Dauer umsetzbar ist. Und da ich kein Fan von Verboten-Erlaubt-Listen bin und der Meinung, dass Wissen und Verständnis über eine proaktive Ernährung der Schlüssel zum Erfolg sind, ist *Low Carb* für mich nicht die Lösung des Problems, sondern nur eine einfache Strategie, um Ka-lorien zu sparen. Allerdings nimmt man meines Erachtens Lebensqualität, Diversität und Freiheit in Bezug auf die Speiseplangestaltung in Kauf.

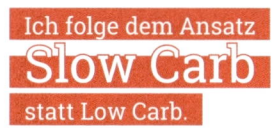

Ich folge dem Ansatz **Slow Carb** statt Low Carb.

Ich folge dem Ansatz *Slow Carb* statt *Low Carb*. Du hast ja bereits gelernt, dass es verschiedene Arten von Kohlenhydraten gibt und dass Kohlenhydrat nicht gleich Kohlenhydrat ist. Während die Menschen früher ihre Kohlenhydrate vorwiegend aus Hülsenfrüchten, Wurzelgemüse und Obst bezogen haben, sieht es heute ganz anders aus. Verarbeitete Stärkeprodukte wie Nudeln, Brot und Backwaren, Fertigprodukte und Süßigkeiten sind in der Gesellschaft, in der wir leben, Verkaufsschlager. Die Auswahl und Menge der Kohlenhydrate hat sich also definitiv verändert.

Ich denke nicht, dass es notwendig ist, generell die Kohlenhydrate aus deinem Leben zu verbannen. Vielmehr geht es darum, die richtige Menge und Auswahl zu tref-fen. *Slow Carb* statt *Low Carb!* Komplexe Kohlenhydrate halten nämlich dein Energielevel konstant hoch, was be-sonders wichtig ist, wenn du körperlich aktiv bist, leistungsfähig sein willst oder sportliche Ziele verfolgst. Außerdem liefern Lebensmittel, die komplexe Kohlenhydrate enthalten, gleichzeitig jede Menge es-senzielle Mikronährstoffe und wertvolle Ballaststoffe. Wirf noch einmal einen Blick auf die Liste der 47 essenziellen Nährstoffe. Auf den zwei-ten Blick wirst du erkennen, dass zwar nicht das Kohlenhydrat per se

Komplexe Kohlen-hydrate halten dein Energielevel konstant hoch.

essenziell ist, aber dass einige der genannten Lebensmittel zu den *Slow Carbs* gehören. Das bedeutet, wenn *Carbs* für dich als Energiequelle flachfallen, nimmst du dir damit auch wichtige Quellen für andere essenzielle Stoffe.

Ein weiterer Faktor beeinflusst die Verdauung von Kohlenhydraten: der Ballaststoffgehalt. Ballaststoffe sind unverdauliche Nahrungsbestandteile, die in pflanzlichen, kohlenhydrathaltigen Nahrungsmitteln wie Vollkornprodukten, Hülsenfrüchten, Obst und Gemüse vorkommen. Sie können in unserem Dünndarm nicht resorbiert werden und werden fast genau so, wie sie aufgenommen werden, wieder ausgeschieden. Für die Verdauung haben sie aber allerlei positive Effekte:

↘ Wir werden schneller satt.

↘ Wir bleiben länger satt.

↘ Die Darmbewegung wird angeregt.

↘ Sie erleichtern die Resorption von Vitaminen und Mineralstoffen.

↘ Sie senken den Cholesterinspiegel.

↘ Sie binden Schadstoffe und schleusen sie aus deinem Körper.

Wir halten fest:

↘ Wir brauchen Kohlenhydrate nicht zum Überleben, dennoch bringen sie viele Vorteile mit sich.

↘ Kohlenhydrate per se machen nicht dick, nur ein Zuviel an Kohlenhydraten.

↘ Kohlenhydrat ist nicht gleich Kohlenhydrat: Während uns einfache Kohlenhydrate wie Haushaltszucker und Industriewaren nur einen kurzen Energiekick geben, aber keine essenziellen Nährstoffe liefern, können komplexe Kohlenhydrate uns nachhaltige Energie geben, satt machen und uns gleichzeitig mit Ballaststoffen, Vitaminen und Mineralstoffen versorgen.

↘ Im Durchschnitt essen wir zu viele einfache Kohlenhydrate und zu wenige komplexe Kohlenhydrate.

Slow Carb, **statt** ***Low Carb,*** **so geht's:**

1. Wähle so naturbelassene und unverarbeitete Quellen wie möglich.

Zurück zum Ursprung: Je weniger Verarbeitungsschritte das Lebensmittel hinter sich hat, desto besser.

2. Je mehr Ballaststoffe, desto besser.

Vollkornprodukte, Hülsenfrüchte, Pseudogetreidearten, Obst und Gemüse sind Ballaststoffbomben.

3. Obst ist bei weitem besser als jede andere Art von Süßigkeiten.

Obst schmeckt süß, enthält aber im Vergleich zu anderen Süßigkeiten deutlich mehr Ballaststoffe, Flüssigkeit, Vitamine, Mineralstoffe und sekundäre Pflanzenstoffe und dafür weniger Zucker, Fett und Kalorien.

4. Zucker besser essen als trinken.

Softdrinks sind Zuckerbomben und schießen ins Blut. Aber auch der Zucker aus Fruchtsäften und Smoothies gelangt sehr schnell in dein System, da sie ja quasi vorverdaut wurden. Deshalb gilt, meide Softdrinks und kaue dein Obst und Gemüse lieber, damit dein Körper die Verdauungsarbeit übernimmt.

5. Abwechslungsreich.

Jedes Nahrungsmittel hat ein anderes Mikro- und Makronährstoffprofil. Gestalte deine Auswahl daher abwechslungsreich und nutze die verschiedenen Sorten und Arten.

Die proaktivsten Kohlenhydratquellen auf einem Blick:

↘ Hülsenfrüchte wie Linsen, Bohnen, Kichererbsen

↘ Vollkorngetreide und Vollkornprodukte wie Dinkel, Kamut, Hafer

↘ Pseudogetreide wie Quinoa, Amaranth, Buchweizen, Hirse

↘ Kartoffeln und Süßkartoffeln

↘ Stärkehaltiges Gemüse wie Kürbis, Mais, Wurzelgemüse

↘ Saisonales, regionales Obst

PROTEINE: VIEL HILFT VIEL?

Die zweite große Nährstoffgruppe, die du kennenlernst, sind die Proteine, auch bekannt als Eiweiße. Wahrscheinlich hast du den Begriff schon öfter gehört, denn wenn es ums Thema *Bodyshaping* geht, spielt dieser Makronährstoff eine besondere Rolle. Proteine sind nicht nur Energielieferanten, sondern vor allem wichtige Baustoffe unseres Körpers. Sie sind an der Bildung von Hormonen, Enzymen, Neurotransmittern und Immunproteinen beteiligt und werden für den Aufbau von Muskulatur, Organen und Bindegewebe benötigt. Obwohl Eiweiße grundsätzlich gleich viele Kalorien wie Kohlenhydrate liefern, ist es für den Körper umständlicher, die Energie aus ihnen zu gewinnen.

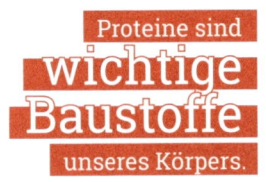

Damit du verstehst, was ich damit meine, tauchen wir wieder kurz in die Biochemie ein. Beginnen wir von vorne: Die Verdauung von Proteinen läuft ähnlich ab wie bei Kohlenhydraten. Grundprinzip ist immer, dass wir einen Nährstoff über die Nahrung aufnehmen, der mithilfe von verschiedenen Enzymen in seine Einzelbestandteile zerlegt wird, damit wir diese dann über die Darmwand resorbieren können. Du hast bereits gelernt, dass jedes Kohlenhydrat aus Monosacchariden zusammengebaut ist. Die Grundbausteine der Eiweiße sind hingegen die sogenannten Aminosäuren, manche von ihnen kann der Körper selbst herstellen und manche muss er über die Nahrung aufnehmen (siehe die Liste unentbehrlicher Aminosäuren auf S. 31). Insgesamt gibt es 20 verschiedene Aminosäuren, aus denen Proteine hergestellt werden können, zehn davon sind essenziell.

Nehmen wir an, du nimmst eine eiweißreiche Mahlzeit zu dir. Die Aufgabe der Verdauung ist es nun, das aufgenommene Eiweiß in seine Grundbausteine zu zerlegen. Dies gelingt durch die Magensäure und durch Enzyme, die im Magen und Dünndarm wirken. Übrig bleiben kurze

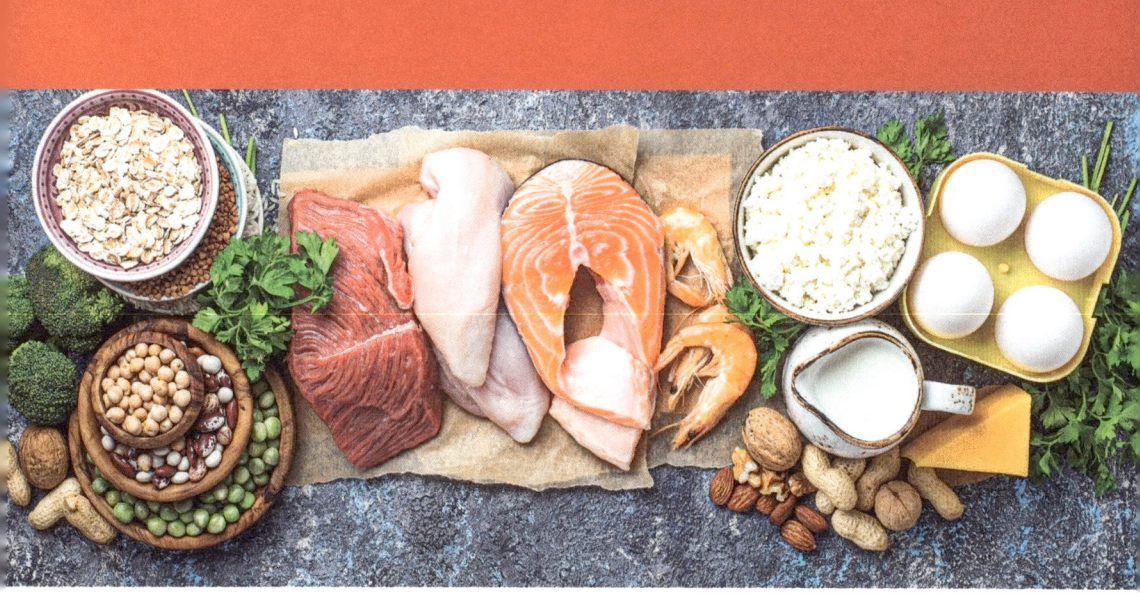

Aminosäureketten oder einzelne Aminosäuren, die durch die Darmwand hindurchgeschleust und über das Blut zur Leber transportiert werden. Dort werden sie aufgenommen und verwaltet. Die Leber hortet einen Teil der Aminosäuren, ein Teil bleibt im Blut und ein weiterer wird in der Muskulatur gespeichert.

Du hast in deinem Körper also verschiedene Aminosäurepools, die als Zwischenspeicher dienen. Daraus werden permanent körpereigene Proteine auf- oder umgebaut und Enzyme, Transmitter oder Hormone hergestellt. Die Aminosäurepools sind aber recht überschaubar und bei weitem nicht so groß wie dein Kohlenhydrat- oder Fettspeicher. Daher ist dein Körper auf eine regelmäßige Zufuhr von (vor allem essenziellen) Aminosäuren angewiesen, damit keine davon aus deiner Muskelmasse bezogen werden müssen. Andererseits sind die Pools, weil sie eben recht klein sind, auch relativ schnell gesättigt. Wenn dennoch Aminosäuren über die Nahrung nachgeliefert werden, kann sie der Körper nicht mehr speichern und wandelt sie deshalb in Zucker oder Fett um. Dieser Vorgang ist relativ aufwendig und außerdem fällt dabei ein gewisser „Sondermüll" an: Ammoniak.

Ammoniak ist giftig und wird daher schnellstens von der Leber neutralisiert und über die Nieren abtransportiert. Ein gesunder Mensch mit funktionstüchtiger Leber und intakten Nieren kann Aminosäuren ohne

Weiteres abbauen. Dennoch arbeitet dein Körper bevorzugt mit der Energie, die direkt aus Kohlenhydraten kommt und nicht erst über Proteine zu Kohlenhydraten umgewandelt werden muss.

Proteine erfüllen zahlreiche Aufgaben in deinem Körper und müssen täglich aufgenommen werden, damit diese erledigt werden können. Und vor allem dann, wenn du abnehmen möchtest, scheint Eiweiß eine Schlüsselrolle zu spielen. Alle Diäten, egal ob *Low Carb, High Fat,* Ketogene Diät, Paleo etc., haben eines gemeinsam: Es wird nie an Eiweiß gespart. Manche Diäten erzeugen das Kaloriendefizit durch das Einsparen von Kohlenhydraten, manche durch das Einsparen von Fett, aber Eiweiß bleibt immer erhalten. Warum? Nun ja, das hat mehrere Gründe.

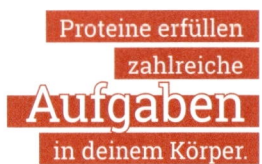

Zum einen macht Eiweiß satt, da es langsamer verdaut wird als beispielsweise Kohlenhydrate. Zum anderen geht ein Teil der Kalorien, die uns Eiweiß liefert, schon durch die Verstoffwechselung wieder verloren – was ein Vorteil ist, wenn wir daran denken, dass es schlussendlich darum geht, Kalorien einzusparen. Außerdem ist Eiweiß essenziell für den Muskelerhalt beziehungsweise den Muskelaufbau. Und da die meisten Menschen Körperfett und nicht Muskulatur abbauen möchten, ist eine ausreichende Eiweißversorgung eine Art Schutzmaßnahme für deine Muskelmasse. Also, wenn Eiweiße satt machen, unsere Muskeln stärken, gut für unser Immunsystem sind und wir dabei auch noch Kalorien sparen, was spricht dann eigentlich gegen eine High-Protein-Ernährung?

Gehen wir *step by step* vor und schauen zunächst, welche Lebensmittel uns mit Eiweiß versorgen. Wenn ich meinen Kunden die Frage stelle, welche Eiweißquellen ihnen spontan einfallen, sind die häufigsten Antworten Fleisch, Fisch, Milchprodukte und Eier. Vollkommen richtig – alles sehr hochwertige Proteinquellen. Vielleicht fällt dir auf, dass diese Lebensmittel alle vom Tier stammen. Es gibt aber viele Vegetarier und Veganer, die wenig oder keine tierischen Produkte konsumieren und dennoch gesund, ja meistens sogar gesünder als Mischköstler sind. Folglich muss es auch pflanzliche Eiweißquellen geben. Diese sind zum Beispiel Hülsenfrüchte, Getreide, Nüsse und Samen und bestehen aus anderen Aminosäuren als die tierischen Eiweißquellen. Nun stellt sich die Frage, ob und welche Quellen besser sind. Wenn es darum geht, die Qualität der Quellen zu bewerten, müssen wir uns die biologische Wertigkeit der Produkte ansehen. Denn je höher die biologische Wertigkeit ist, desto besser kann unser Körper das Eiweiß verwerten.

Die biologische Wertigkeit eines Lebensmittels gibt an, wie viel Eiweiß aus dem Lebensmittel in körpereigenes Eiweiß umgewandelt werden kann.

Lebensmittel	Biologische Wertigkeit
Hühnerei	100
Kartoffel	80
Milch und Milchprodukte	85
Fleisch	85
Fisch	80
Getreide	50–80
Hülsenfrüchte	30–80
Hühnerei + Kartoffel	136
Milch + Weizenmehl	125

Wie du siehst, haben tierische Produkte grundsätzlich eine höhere biologische Wertigkeit als pflanzliche Eiweißquellen. Entscheidend ist dabei der Gehalt an essenziellen Aminosäuren. Da jedes Eiweiß aus verschiedenen Aminosäuren besteht, wir aber alle essenziellen Aminosäuren benötigen, ist es sinnvoll, verschiedene eiweißreiche Lebensmittel zu kombinieren. Durch die Kombination von pflanzlichen und tierischen Quellen kannst du die biologische Wertigkeit maximieren.

Mit einer abwechslungsreichen Mischkost, die sich aus vielen verschiedenen Lebensmitteln zusammensetzt und sowohl pflanzliche als auch hochwertige tierische Eiweißquellen enthält, kann der empfohlene Eiweißbedarf meist ohne Probleme gedeckt werden. Dennoch sind wir nicht zwingend auf tierische Eiweißquellen angewiesen. Wir haben hervorragende vegane Quellen zur Verfügung: Kichererbsen, Linsen, Bohnen, Quinoa, Haferflocken, Mandeln, Leinsamen, Hanfsamen oder Brokkoli, um nur einige zu nennen. Hierbei spielt die Kombination und Vielfalt dann nochmals eine größere Rolle.

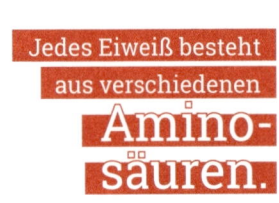

Der Vorteil liegt darin, dass pflanzliche Nahrungsmittel dir nicht nur Eiweiß liefern, sondern auch zur Deckung deines Bedarfs an Vitaminen, Mineralstoffen, sekundären Pflanzenstoffen und Ballaststoffen beitragen. Außerdem sind sie cholesterinfrei und arm an gesättigten Fettsäuren. Deshalb werden pflanzliche Eiweiße mit einer Senkung des Blutdrucks und einem niedrigeren Diabetesrisiko assoziiert. Bei den tierischen Eiweißen ist oft das Gegenteil der Fall. Aber aufgepasst, hier müssen wir noch weiter unterscheiden, denn nicht jedes tierische Lebensmittel hat dasselbe Nährstoffprofil. Während fettreiches, rotes Fleisch und verarbeitete Wurstwaren dir neben Eiweiß auch noch eine Menge gesättigtes Fett, Cholesterin und Salz liefern sowie Entzündungsprozesse in deinem Körper fördern, können Fisch, magere Milchprodukte und Eier sich sehr positiv auf deinen Körper auswirken.

Alles in allem bedeutet das, dass wir die proaktivsten Eiweiße aus pflanzlichen Quellen bekommen. Um die Lebensmittelvielfalt und die biologische Wertigkeit zu erhöhen, kannst du pflanzliche Quellen mit mageren und qualitativ hochwertigen tierischen Quellen kombinieren. Aus rein physiologischer Sicht musst du also nicht Veganer sein, um gesund zu leben, aber eine pflanzenbasierte Kost zahlt sich definitiv aus. Wie groß der Anteil an tierischen Produkten aus ethischer und umwelttechnischer Sicht in seiner Ernährung ist, sollte jeder selbst entscheiden dürfen. Denk dabei immer daran: Alles, was du isst, wird ein Teil von dir werden. Frage dich zunächst, woher das Nahrungsmittel stammt, bevor du es in deinen Körper lässt.

Die proaktivsten Eiweiße bekommen wir aus pflanzlichen Quellen.

Wir halten fest:
- Wir brauchen täglich Proteine als Baustoffe für allerlei Enzyme, Hormone und Transmitter, für das Immunsystem und die Muskulatur.
- Sportler und Abnehmwillige haben einen höheren Proteinbedarf.
- Es gibt tierische und pflanzliche Eiweißquellen.
- Pflanzliche Quellen sind gesundheitlich, ethisch und ökologisch die proaktiveren, allerdings ist es besonders wichtig, dass du verschiedene Quellen kombinierst und deinen Speiseplan abwechslungsreich gestaltest, um alle Aminosäuren aufzunehmen.
- Tierische Quellen haben auch ihre Vorteile, da ihr Aminosäureprofil komplett ist und sie dir mehr Abwechslung in deiner Ernährung bieten. Achte dabei auf die Qualität, die Herkunft, den Fettgehalt und den Verarbeitungsgrad der Produkte.

Die proaktivsten Proteinquellen auf einen Blick:
- Hülsenfrüchte wie Bohnen, Linsen, Kichererbsen, Lupinen
- Pseudogetreide wie Quinoa, Amaranth und Buchweizen

- ↘ Nüsse und Samen wie Mandeln, Hanfsamen oder Leinsamen
- ↘ Magere Milchprodukte wie Naturjoghurt, Quark oder Skyr
- ↘ Eier aus Freilandhaltung
- ↘ Fisch aus Wildfang
- ↘ Qualitativ hochwertiges Biofleisch
- ↘ Vegane Alternativen wie Tofu, Seitan, Tempeh
- ↘ Hochwertiges Proteinpulver

MACHT FETT FETT?

Die Aufnahme von Fett, zumindest von bestimmten Fettsäuren, ist für uns lebensnotwendig. Es bildet die Struktur aller Zellwände, liefert uns Energie, ermöglicht die Aufnahme bestimmter Vitamine und ist wichtig für unseren Hormonhaushalt. Auch hier können wir zwischen essenziellen und nicht essenziellen Fettsäuren unterscheiden (siehe Liste der 47 essenziellen Nährstoffe ab S. 31). Wie die anderen großen Nährstoffgruppen, werden auch die Fette im Zuge der Verdauung gespalten und verstoffwechselt. Ihre Grundbausteine sind die Fettsäuren.

Stell dir nun vor, du nimmst eine fetthaltige Mahlzeit zu dir. Über die Speiseröhre gelangt sie in den Magen, dort startet die Fettverdauung, indem die Enzyme zu wirken beginnen. Wie du bestimmt weißt, vertragen sich Wasser und Fett nicht sehr gut. Wenn du zum Beispiel einen Esslöffel Olivenöl in ein Glas Wasser gibst, bilden sich zwei Phasen. Selbst wenn du versuchst, das Ganze zu vermischen, wird es dir nicht gelingen. Fett ist nämlich nicht wasserlöslich. Weil unser Körper aber zu einem Großteil aus Wasser besteht, brauchen wir sogenannte Emulgatoren, damit das Fett löslich wird. Dieser Vorgang passiert in der Gallenblase. Vereinfacht gesagt werden die emulgierten Fette aus der Gallenblase weiter in den Dünndarm befördert, wo Enzyme der Bauchspeicheldrüse wirken und sie aufspalten, bis sie über die Darmwand resorbiert werden können und in unseren Blutkreislauf gelangen.

Von dort aus werden sie zum zentralen Stoffwechselorgan, der Leber, transportiert oder zur Energiegewinnung genutzt. Die überflüssigen Fettsäuren werden im Fettgewebe als Vorrat gehortet.

Mit neun Kalorien pro Gramm ist Fett der energiedichteste Nährstoff. Das ist vermutlich auch der Grund, weshalb sich der Slogan „Fett macht fett" etabliert hat und vielleicht auch in deinem Gedächtnis herumschwirrt. Kein Wunder, denn bereits seit den 1980er-Jahren wird vor Fett gewarnt. Doch obwohl immer mehr Light-Produkte auf den Markt kamen, wurden zunehmend mehr Menschen immer dicker. Es ist gar nicht so einfach herauszufinden, was jetzt wirklich stimmt: Ist es das Fett, das uns fett macht, oder sind es doch die bösen

Mit
9 Kalorien
pro Gramm ist Fett
der energiedichteste
Nährstoff.

Kohlenhydrate? Es scheint, als hätte sich die Gesellschaft in zwei Lager aufgeteilt. Einerseits haben wir die Low-Carb-Fans, die Kohlenhydrate meiden und dafür Fett und Eiweiß gutheißen, auf der anderen Seite haben wir die Low-Fat-Bewegung, die Fett als Feind betrachtet und deshalb hauptsächlich Kohlenhydrate und Eiweiß auf dem Teller hat.

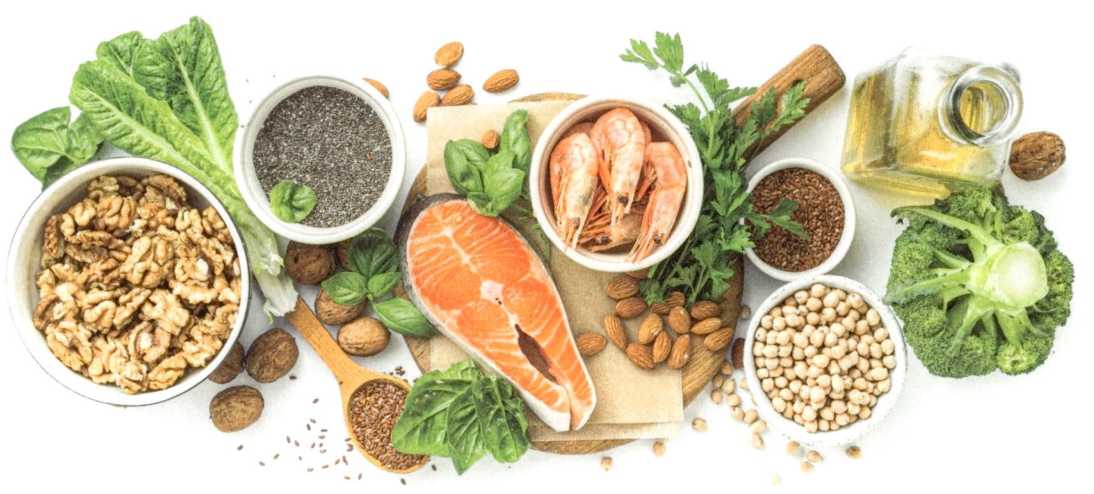

Eiweiß scheint jedenfalls für alle okay zu sein – du weiß ja bereits warum. Doch der Kohlenhydrate-vs.-Fett-Kampf scheint kein Ende zu nehmen.

Nun ja, versuchen wir das Ganze mal neutral zu betrachten. Wir wissen, dass es grundsätzlich darum geht, die Kalorienbilanz aufrechtzuerhalten. Stell dir vor, du hast täglich 2.000 Kalorien auf deinem „Konto" zur Verfügung. Es ist egal, für welchen Nährstoff du diese Kalorien verwendest, sei es Fett, Kohlenhydrat oder Eiweiß – solange du nicht mehr als 2.000 Kalorien aufnimmst, wirst du nicht zunehmen. Das bedeutet: Weder Fett noch Kohlenhydrate aus der Nahrung werden direkt und zwangsläufig zum Fett in deinem Körper. Ein Zuviel wird (für schlechte Zeiten) gespeichert, das betrifft aber alle Nährstoffe, selbst ein Zuviel an Eiweiß wird in Fett umgewandelt. Da Eiweiß und Kohlenhydrate aber weniger Kalorien liefern als Fett, ist das Kalorienkonto mit Fett bei gleicher Menge schneller aufgebraucht.

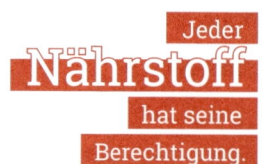

Du hast aber mittlerweile auch erfahren, dass es um mehr als „Kalorien in" vs. „Kalorien out" geht. Jeder Nährstoff erfüllt gewisse Aufgaben in deinem Körper, trägt dazu bei, dass es dir ganzheitlich gut geht und dass du satt bist. Deshalb hat auch jeder Nährstoff seine Berechtigung.

Dennoch gibt es wie bei den Kohlenhydratquellen auch bei den Fettquellen Unterschiede in der Art. Bei den Kohlenhydraten weißt du bereits, worauf es ankommt. Nun schauen wir uns die Fettquellen etwas genauer an.

Ich muss zugeben, dass es jetzt ein bisschen kompliziert wird – zum Glück kennst du dich in der Biochemie mittlerweile ein wenig aus. Grundsätzlich besteht jedes Fett aus Fettsäuren, dabei unterscheiden wir gesättigte von ungesättigten Fettsäuren. Die ungesättigten Fettsäuren sind entweder einfach ungesättigt oder mehrfach ungesättigt. Während wir die gesättigten Fettsäuren vor allem in tierischen Lebensmitteln wie Fleisch, Wurst, Eiern und fetten Milchprodukten finden, sind die ungesättigten Fettsäuren vor allem in Quellen pflanzlichen Ursprungs enthalten. Bei den ungesättigten Fettsäuren können wir außerdem zwischen Omega-6-Fettsäuren und Omega-3-Fettsäuren unterscheiden. Und dann gibt es noch die Transfettsäuren, die vor allem in Fertigprodukten und industriell gehärtetem Fett enthalten sind.

Wir benötigen alle Fettsäuren, jedoch im richtigen Verhältnis und in der richtigen Menge. In der heutigen Gesellschaft wird die maximale Zufuhr von gesättigten Fettsäuren durch den hohen Fleisch- und Wurstkonsum und von Transfettsäuren durch den hohen Konsum von Fertigprodukten und Junkfood meist weitaus überschritten. Gleichzeitig werden zu wenig einfach ungesättigte und mehrfach ungesättigte (vor allem zu wenig Omega 3) aufgenommen. Okay, ich glaube, wir brauchen dringend eine Übersichtstabelle:

Fettsäuren im richtigen **Verhältnis** und in der richtigen **Menge**

Mehrfach ungesättigte Fettsäuren		Einfach ungesättigte Fettsäuren	Gesättigte Fettsäuren	Transfette
Omega 3	Omega 6			
Leinöl	Distelöl	Olivenöl	Fleisch	Fertigprodukte
Rapsöl	Sonnenblumenöl	Erdnussöl	Wurstwaren	Fast Food
Leinsamen	Traubenkernöl	Cashewkerne	Milchprodukte	Backwaren
Chiasamen	Weizenkeimöl	Erdnüsse	Butter	Stark erhitztes Fett: Frittiertes, stark Angebratenes
Hanfsamen	Walnussöl	Haselnüsse	Kokosfett	
Fetter Fisch	Mohnsamen	Mandeln	Palmöl	
Fischöl	Sesam	Avocado	Fertigprodukte	
Algenöl	Sonnenblumenkerne	Olive		

Als gesundheitsschädlich gelten in erster Linie die Transfettsäuren. Studien belegen, dass sie sowohl den Gesamtcholesterinspiegel als auch das LDL-Cholesterin und die Triglyceride im Blut ansteigen lassen und dadurch das Risiko für die Entstehung einer Herz-Kreislauf-Erkrankung signifikant steigern. Gesättigte Fettsäuren, die vor allem in tierischen Produkten vorkommen, sind zwar wesentlich neutraler einzustufen als die Transfettsäuren. Dennoch erhöhen sie den Gesamtcholesterinspiegel und den LDL-Cholesterinspiegel, während die ungesättigten Fettsäuren diesen senken. Was das zu bedeuten hat, erfährst du gleich.

Wir halten fest:
- Fett macht nicht grundsätzlich fett, nur ein Zuviel an Fett macht fett.
- Fett ist nicht gleich Fett, es gibt gesundheitsfördernde und gesundheitsschädigende Fettsäuren.
- Transfette sind eindeutig die schlechteste Wahl.
- Im Durchschnitt essen wir zu viele Transfettsäuren und gesättigte Fettsäuren, dafür zu wenig ungesättigte Fettsäuren, vor allem zu wenig Omega 3.

Cholesterin ist wohl der bekannteste Fettbegleitstoff

Cholesterin wird einerseits über die Nahrung aufgenommen und andererseits vom Körper selbst hergestellt. In der Nahrung kommt es ausschließlich in tierischen Produkten vor. Pflanzliche Produkte sind deshalb immer cholesterinfrei. Der Cholesterinspiegel im Blut wird nur bedingt über die Nahrung beeinflusst, da der Großteil aus eigener Synthese stammt. Es gibt Menschen, die auf eine cholesterinarme Ernährung ansprechen, es gibt aber genauso Menschen, bei denen sich der Cholesterinspiegel im Blut trotz einer Ernährungsanpassung nicht verändert. Cholesterin erfüllt im Körper wichtige Aufgaben. Wir unterscheiden HDL-Cholesterin von LDL-Cholesterin. Das sogenannte HDL wird oftmals als „gutes" bezeichnet, während das LDL als „schlechtes" betitelt wird. Ein hoher LDL-Spiegel und ein niedriger HDL-Spiegel werden mit einem erhöhten Risiko für Herz- und Gefäßerkrankungen in Verbindung gebracht. Wenn wir über Cholesterin sprechen, spielt zwar die Genetik eine entscheidende Rolle, aber dennoch liegen einige Faktoren in deiner Hand.

LDL ↑ durch
↘ Gesättigte Fettsäuren
↘ Transfettsäuren
↘ Übergewicht
↘ Ballaststoffarme Ernährung

HDL ↑ durch
↘ Regelmäßige Bewegung
↘ Nikotinverzicht
↘ Reduktion von Transfettsäuren

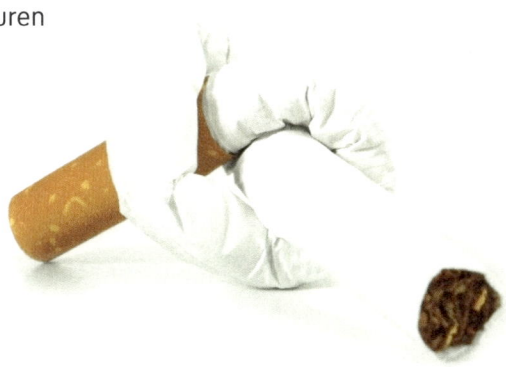

Omega-3-Fettsäuren

Die Omega-3-Fettsäuren sind so etwas wie die Superhelden unter den Fettsäuren. Sie haben nämlich einen ganz besonderen Effekt: Sie wirken antientzündlich. Ganz im Gegensatz zu den Omega-6-Fettsäuren, die entzündliche Wirkung auf unseren Körper haben. Es laufen permanent kleinere und größere Entzündungsprozesse in uns ab, angefangen während der Regeneration nach einem Training bis hin zu Infektionen oder Verletzungen. Unser Körper ist stets bemüht, dieses Entzünden zu lindern und die Parameter in den Normbereich zu bekommen. Wenn du nun genügend Omega-3-Fettsäuren aufnimmst, verdrängen diese die Omega-6-Fettsäuren in deiner Zellmembran, was dem Körper hilft, die Entzündungsprozesse zu lindern. Verschiedene Studien belegen, dass sich Omega-3-Fettsäuren positiv auf Gelenkschmerzen, auf die Herzgesundheit, auf chronisch entzündliche Erkrankungen wie zum Beispiel Rheuma und vieles weitere auswirken. Und da sie zu den essenziellen Fettsäuren gehören, müssen wir sie über die Nahrung aufnehmen, da unser Körper sie nicht selbst herstellen kann.

Auch die Omega-6-Fettsäuren sind essenziell und daher von großer Wichtigkeit. Es geht nicht darum, die Omega-6-Fettsäuren als Bösewichte abzustempeln, sondern vielmehr darum, ein ideales Verhältnis der beiden mehrfach ungesättigten Fettsäuren zu schaffen. Als optimal gilt ein Verhältnis von 5:1 von Omega-6- zu Omega-3-Fettsäuren. Eine durchschnittliche Mischkost weist ein Verhältnis von 7:1 auf. Um den Index zugunsten der Omega-3-Fettsäuren zu verschieben, empfehle ich dir, nicht Omega 6 zu vermeiden, sondern bewusst mehr Nahrungsmittel in deinen Speiseplan zu integrieren, die Omega-3-Fettsäuren enthalten. Die beste Quelle dafür ist fettreicher Fisch.

Wenn du aber, so wie ich, nicht ein bis zwei Mal wöchentlich Lachs isst, weil du ihn vielleicht nicht magst oder weil du nicht an qualitativ hochwertige Produkte kommst, empfehle ich dir, Omega-3-Fettsäuren zu supplementieren, da es sonst sehr schwierig wird, deinen Bedarf zu decken. Wir haben zwar auch pflanzliche Quellen wie Leinöl oder Chiasamen, aber leider kann unser Körper diese viel schlechter verwerten, sodass davon nur ein kleiner Prozentsatz wirklich genutzt werden kann. Daher sind Omega-3-Fettsäuren (am besten in Kombination mit Vitamin D) eines der wenigen Supplemente (Nahrungsergänzungsmittel), die ich selbst täglich einnehme. Informiere dich am besten bei deiner Ernährungstherapeutin oder deinem Arzt, um deine Situation und deinen Bedarf einzuschätzen.

Das Thema Fett ist sehr spannend und sehr umfangreich. Ich hoffe, ich konnte dir einen kleinen Einblick in die Welt der Fettsäuren geben.

Die proaktivsten Fettquellen auf einen Blick:
- Nüsse, Samen und Kerne wie Walnüsse, Leinsamen, Mandeln
- Pflanzliche Öle wie Leinöl, Olivenöl, Rapsöl
- Ölfrüchte wie Avocados, Oliven
- Fetthaltiger Fisch oder Fischöl als Supplement
- Bitterschokolade

EAT YOUR VEGGIES

Du kennst nun die großen Nährstoffgruppen Kohlenhydrate, Proteine und Fette. Du weißt, welche Nahrungsmittel dich mit diesen Bausteinen versorgen und welche Quellen die proaktivsten sind. Lass uns nun noch über eine weitere Gruppe von Lebensmitteln sprechen: Obst und Gemüse. Jedes Kind weiß, dass sie zu den „gesunden" zählen, aber

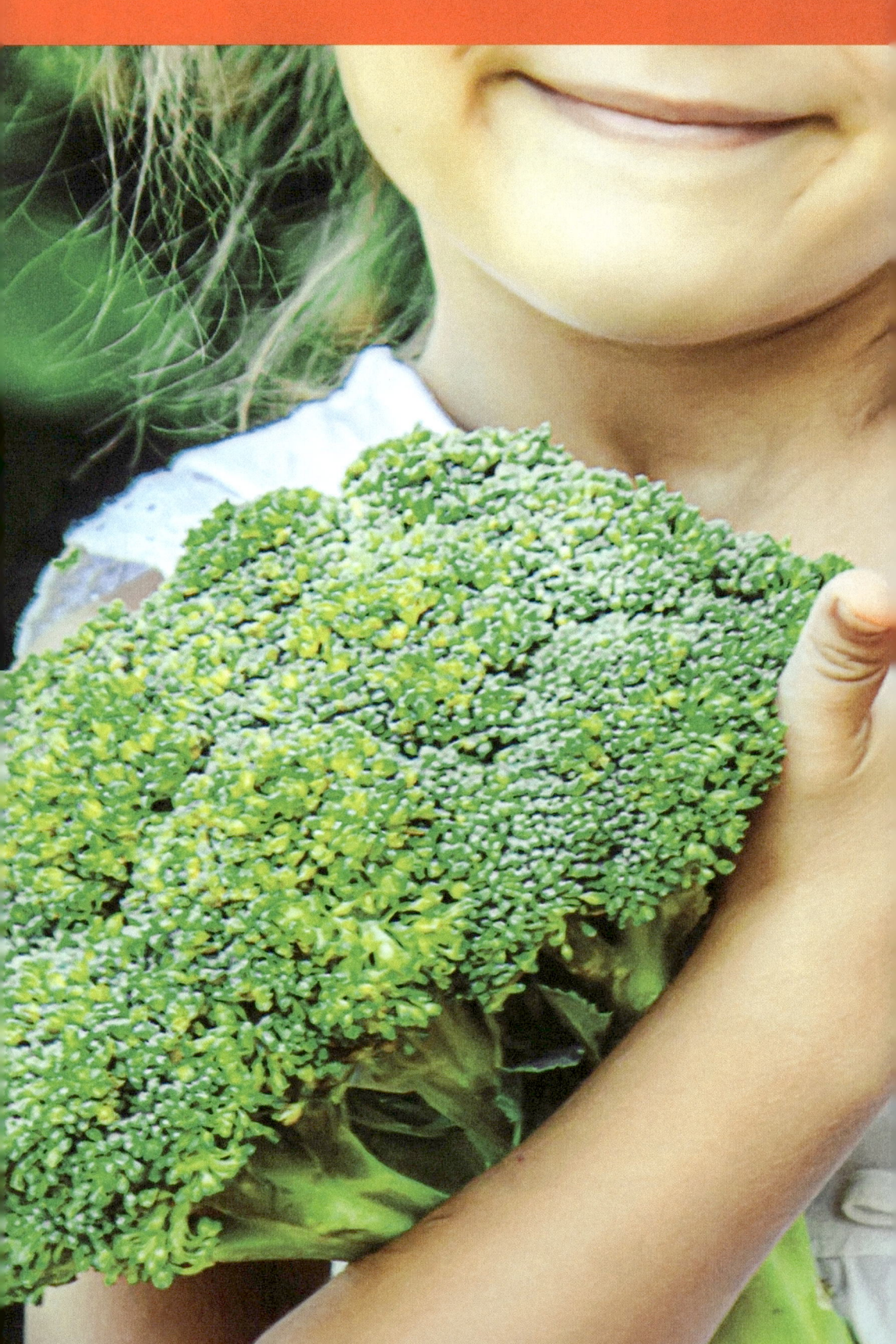

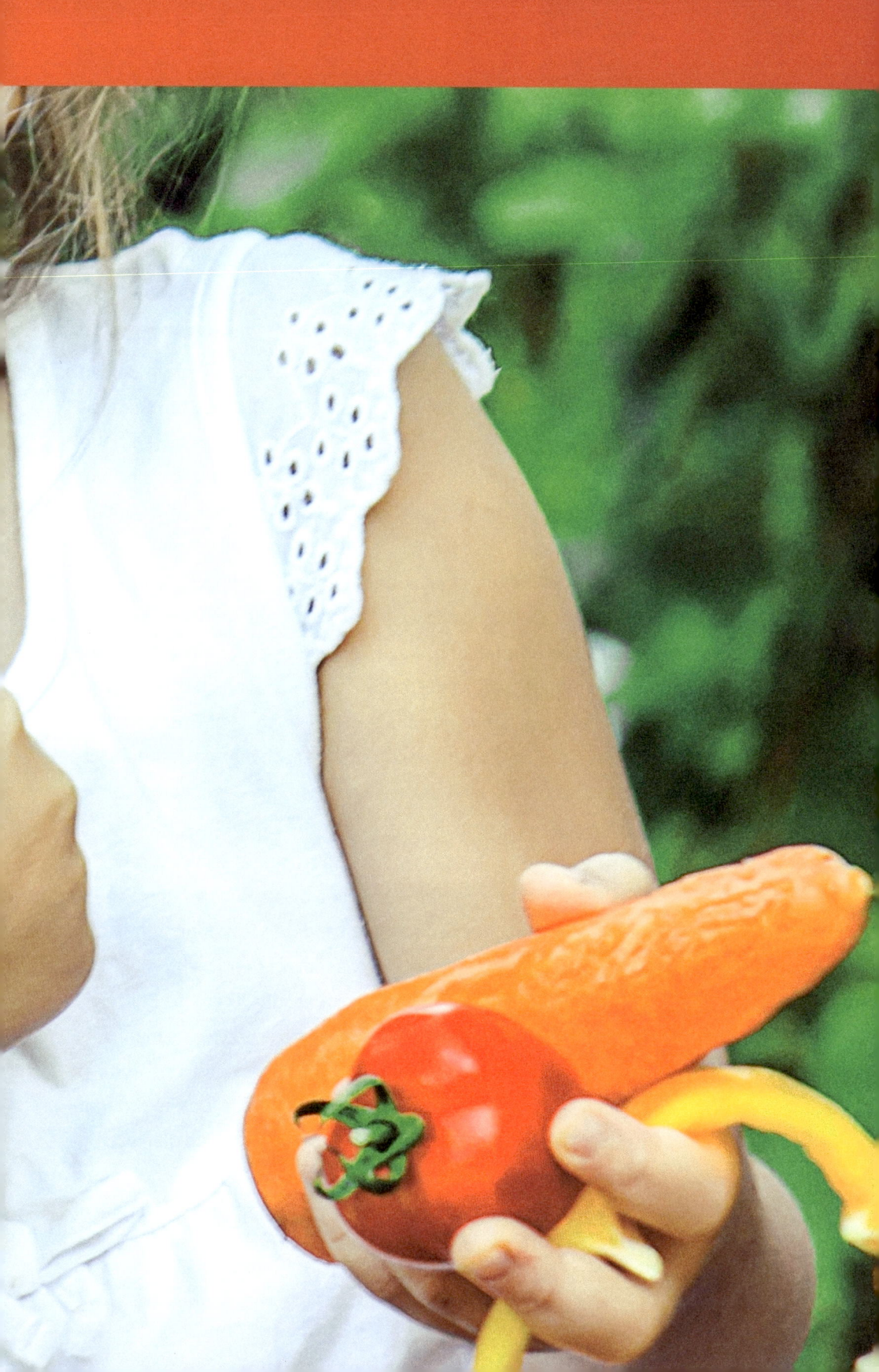

ich glaube, dir ist wie den meisten nicht bewusst, wie cool Obst und Gemüse wirklich sind.

Lass uns zunächst aber einmal abklären, was der Unterschied zwischen den beiden ist. Sowohl Obst als auch Gemüse liefern dir Flüssigkeit, Ballaststoffe, Antioxidantien, Mineralien und Vitamine. Sie strotzen also vor wertvollen Inhaltsstoffen. Der Unterschied liegt in der Art und Größe des Kohlenhydratanteils. Die meisten Gemüsearten sind kohlenhydratarm. Die Sorten, die einen höheren Anteil haben, Wurzelgemüse zum Beispiel, sind vor allem stärkereich, enthalten demnach komplexe Kohlenhydrate. Obst hingegen besitzt generell einen höheren Anteil, liefert aber eher einfache Kohlenhydrate in Form von Fruchtzucker. Deshalb schmeckt Obst auch süß und Gemüse nicht. Daher kommt die Empfehlung, dass Gemüse drei Mal am Tag auf deinem Teller sein sollte, während Obst auf zwei Portionen begrenzt wird.

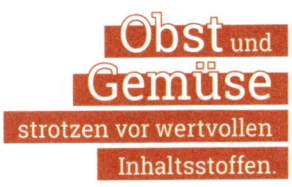

Fälschlicherweise haben manche Menschen Angst vor Obst und gerade in der Low-Carb-Szene wird es oft als Dickmacher abgestempelt. Ich denke nicht, dass Obst schuld daran ist, dass jemand Gewichtsprobleme hat. Natürlich soll ein Übermaß vermieden werden, wie bei jedem anderen Lebensmittel auch. Alles, was ständig in zu großen Mengen verzehrt wird, ist auf Dauer nicht gut für dich. Aber bevor du Obst die Schuld gibst, kannst du wahrscheinlich an vielen anderen Schrauben drehen.

Zahlreiche Studien bestätigen den schützenden Effekt von Obst und Gemüse. Ein täglicher Konsum vermindert das Risiko für Bluthochdruck, Herzinfarkt, Diabetes mellitus, Osteoporose und vieles mehr. Aus rein gesundheitlicher Sicht zahlt er sich also definitiv aus. Und auch in Bezug auf dein Körpergewicht hat er positiven Einfluss. Das liegt daran, dass Obst und Gemüse voll essenzieller Mikronährstoffe und gleichzeitig arm an Kalorien ist. Durch den hohen Flüssigkeits- und Ballaststoffanteil geben sie außerdem Volumen und aktivieren dein Sättigungsempfinden.

Ein weiterer Spezialeffekt ist der hohe Gehalt an Antioxidantien. Dieses Wort kennst du bestimmt, aber vielleicht weißt du bis jetzt noch nicht, welche Superkräfte dahinterstecken. Antioxidantien sind chemische Stoffe in naturbelassenen Lebensmitteln, die freie Radikale einfangen. Freie Radikale sind aggressive Moleküle, denen chemisch gesehen ein Elektron fehlt, was sie gefährlich instabil macht. Sie sind unvollständig und deshalb dauernd auf der Suche nach einem passenden Elektron. Bei dieser Suche nach einem geeigneten Bindungspartner gehen sie sehr rücksichtslos und aggressiv vor. Sie entreißen dem nächstbesten intakten Molekül einfach das Elektron. Dieser Elektronenraub wird als Oxidation bezeichnet und schädigt gesunde Zellen.

Wenn zu viele Oxidationsprozesse zeitgleich ablaufen, die dein Körper nicht handhaben kann, spricht man von oxidativem Stress. Er ist mitverantwortlich für das Entstehen zahlreicher Krankheiten, verschlechtert die Regeneration und beschleunigt Alterungsprozesse. Die grandiose Wirkung eines Antioxidans kannst du mit eigenen Augen beobachten, indem du zum Beispiel einen Apfel in zwei Hälften schneidest und ein paar Stunden liegen lässt. Eine Hälfte beträufelst du dabei aber mit ein wenig Zitronensaft. Schon nach kurzer Zeit wirst du beobachten, wie die eine Hälfte braun wird und die andere nicht. Das Vitamin C aus dem Zitronensaft ist nämlich ein hochwirksames Antioxidans, das die Zellen des Apfels vor den freien Radikalen aus der Luft schützt.

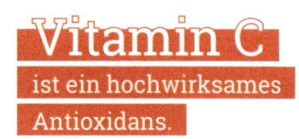

Vitamin C ist ein hochwirksames Antioxidans.

Du kannst nicht verhindern, dass freie Radikale in deinen Körper gelangen. Sie sind in Lebensmitteln enthalten, kommen in der Atemluft vor, entstehen durch die Sonneneinstrahlung und werden sogar selbst vom Körper hergestellt, beim Sport oder bei Entzündungen zum Beispiel. Was du aber tun kannst, ist, dem Körper Antioxidantien zu liefern, die freie Radikale unschädlich machen – Obst und Gemüse als natürliche Radikalfänger sozusagen.

Dein Körper – deine Regeln

WENN DU ETWAS ZÄHLEN WILLST, ZÄHL FARBEN

Während der Diätmarkt in den letzten Jahren immer weiter geboomt hat, hat sich zeitgleich eine weitere Bewegung entwickelt. IIFIYM oder *„if it fits in your macros"* (wenn es in deine Kalorienbilanz passt) beschreibt eine flexible Art zum Diäten. Im Gegensatz zu herkömmlichen Diäten oder strikten Ernährungsplänen hast du bei IIFIYM etwas mehr Freiheit, da du selbst entscheidest, was auf dem Teller landet. Einzige Prämisse ist, dass es in deine Kalorienbilanz passt. Vereinfacht gesagt heißt das, du kannst alles essen was du willst, solange du nicht mehr Kalorien aufnimmst, als du verbrauchst.

Damit das gelingt, musst du natürlich wissen, wie viele Kalorien du täglich isst und verbrauchst. Dafür stehen dir viele Apps und Rechner im Internet kostenlos zur Verfügung. Es klingt ganz einfach: Schritt 1, du rechnest dir aus, wie hoch dein GU und LU sind. Schritt 2, du trackst alles, was du isst mit einer passenden App. Somit weißt du immer genau, wie deine Bilanz aussieht und kannst deinen Abnehmplan exakt kalkulieren. IIFIYM ist im Wesentlichen ein Selbstüberwachungsinstrument, mit dem du die Kalorien und die Makronähr-

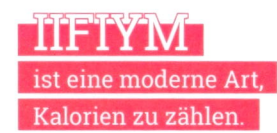

IIFIYM ist eine moderne Art, Kalorien zu zählen.

stoffzusammensetzung deiner Ernährung protokollierst – eine moderne Art, Kalorien zu zählen. Der Vorteil liegt darin, dass du frei von fixen Ernährungsplänen bist und dir deinen Essalltag selbst gestalten kannst. Du kannst deine Lieblingsmahlzeiten einbauen und darfst sogar Süßigkeiten essen, wenn es in deine Kalorienbilanz passt. Solange du diese

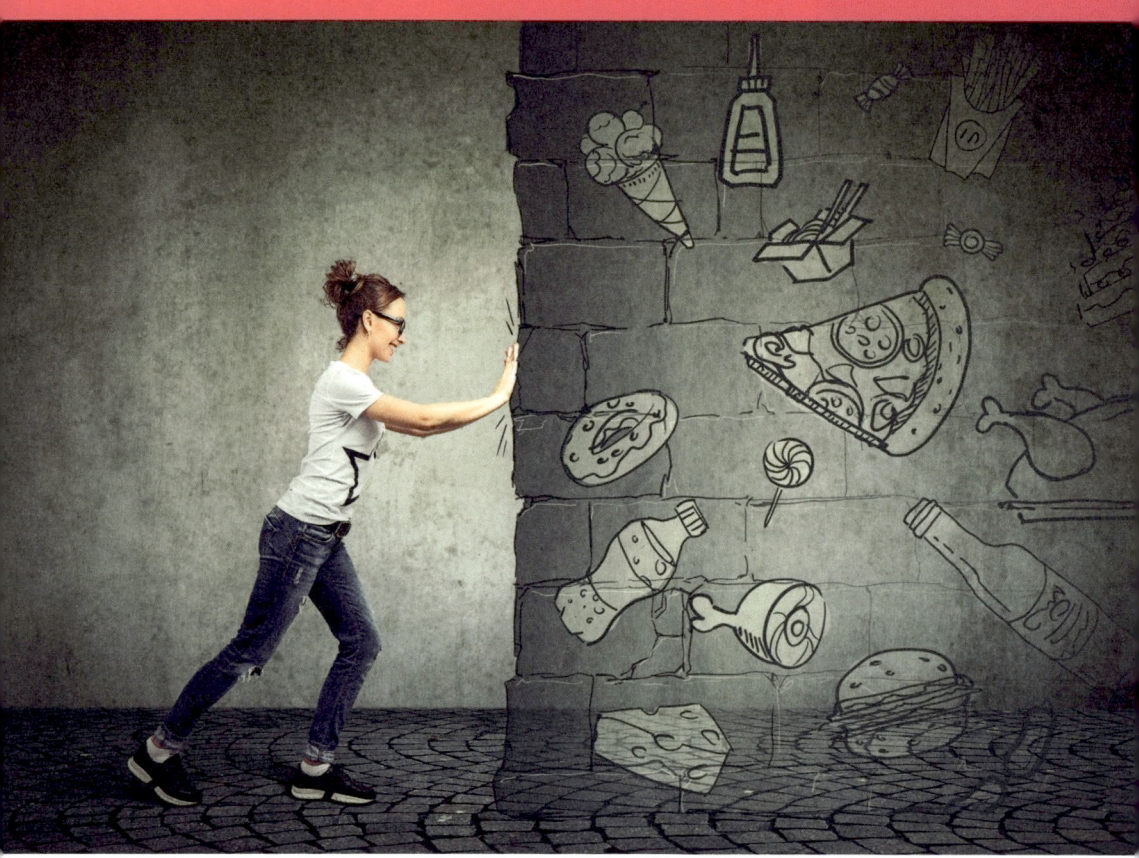

Regel einhältst, ist der Abnehmerfolg garantiert, schließlich unterliegt sie dem thermodynamischen Gesetz.

Ein weiterer Vorteil ist, dass das Kalorientracken sehr lehrreich ist, zumindest eine Zeit lang. Du lernst jedes Lebensmittel, das du zu dir nimmst, genau kennen, weißt, wie viele Kalorien es enthält und aus welchen Nährstoffen es zusammengesetzt ist. So wirst du schon bald dein eigener Experte, da du dich intensiv mit der Ernährung beschäftigst.

Ich habe selbst auch eine Weile nach diesem Prinzip gelebt und einige Erkenntnisse gewonnen. Als Ernährungswissenschaftlerin gehört es schließlich zu meinem Beruf, Lebensmittel in- und auswendig zu kennen. Dennoch habe ich das IIFIYM-Experiment nach ein paar Wochen abgebrochen. Einerseits, weil es mir viel zu umständlich war, alles was ich esse, abzuwiegen und zu dokumentieren, andererseits, weil ich gemerkt habe, dass es nicht gut für mein mentales Befinden ist. Ich habe ständig ans Essen gedacht. Selbst wenn ich nicht gegessen habe, habe ich angefangen, darüber nachzudenken, wie ich denn die übrigen Kalorien am besten einsetzen könnte. Wenn die Bilanz am Ende des Tages grün war, war ich zufrieden und stolz, war sie rot, hatte ich ein schlechtes Gewissen und habe mir überlegt, wie ich das am nächsten Tag wieder ausbügeln könnte. Schon bald habe ich keine Nahrungsmittel mehr gesehen, sondern nur mehr Nährwertprofile und Kalorienangaben. Ich habe zwar fast immer „on the point" gegessen und war mir nie sicherer, dass ich alle Nährstoffe habe, die ich brauche, der Genuss

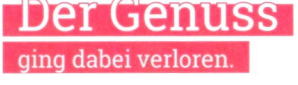
Der Genuss ging dabei verloren.

ging dabei aber ein wenig verloren. Der ganze Kontrollwahnsinn hat mir etwas Wichtiges geraubt: meine Leichtigkeit in Bezug auf Essen.

Berufsbedingt werde ich mich immer mehr mit Essen beschäftigen als die meisten von euch, dennoch bin ich nicht bereit, meine Ess- und Lebensqualität dafür zu opfern. Wenn du mich also fragst, ob II-FIYM das Richtige für dich ist, kann ich nur sagen: probiere es einfach aus, dann weißt du es. Es bringt gewisse Vorteile, aber eben auch gewisse Nachteile mit sich. Finde für dich selbst heraus, was für dich überwiegt. Wenn du gar keine Vorstellung davon hast, welche Nahrungsmittel reich an welchen Makronährstoffen sind und wie viel Energie sie ent-

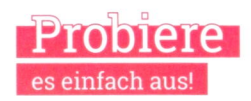
Probiere es einfach aus!

halten, kann Kalorienzählen ein Tool sein, um das besser kennen- und einschätzen zu lernen. Das genaue Abwiegen und Protokollieren kann aber auch stressen und dazu führen, dass du dein Gefühl für Hunger und Sättigung verlierst und dich nur mehr an Zahlen orientierst. Es könnte sein, dass du anfängst, Lebensmittel nur mehr anhand ihrer Kalorienanzahl zu bewerten und nicht mehr anhand des Nährstoffgehalts, der Qualität, der Textur oder des Geschmacks. Für mich war es eine Zeit lang sehr lehrreich und interessant, auf Dauer aber mühsam und mit sehr viel Kontrolle und Gedanken ans Essen verbunden. Ich bin deshalb der Meinung, wenn du schon etwas zählen willst, dann zähle Farben und Nährstoffe auf deinem Teller und nicht Kalorien. Je bunter der Teller, desto besser, und wenn du von jedem Makronährstoff eine Quelle deiner Wahl dabeihast, hast du alles, was du brauchst – darauf kannst du vertrauen.

DEIN BAUKASTEN

Du brauchst folglich keine genaue Kontrolle über deine Kalorienbilanz oder Makronährstoffverteilung zu haben, dennoch wünschst du dir vielleicht ein paar *Guidelines* als Unterstützung. Hilfe naht: Lass uns gemeinsam eine proaktive Mahlzeit planen.

Schritt 1

Suche dir ein Nahrungsmittel deiner Wahl von jeder Quelle:

1. Ein oder mehrere saisonale und regionale Gemüsesorten
2. Eine pflanzliche oder eine magere, tierische Eiweißquelle
3. Eine komplexe Kohlenhydratquelle
4. Eine pflanzliche Fettquelle

Schritt 2

Finde die richtigen Mengen und orientiere dich dabei an deinen Händen. Die Menge hängt natürlich von deinem individuellen Hungerempfinden ab. Es gibt Tage, an denen hast du mehr Hunger, und andere, an denen hast du weniger Hunger. Das darfst und sollst du berücksichtigen. Deshalb sind folgende Angaben als Orientierungshilfen und nicht als fixe Größen zu betrachten. Fast die Hälfte deines Tellers sollte aus Gemüse, Salat oder Obst bestehen. Ein Viertel des Tellers füllst du mit deiner komplexen Kohlenhydratquelle, ein weiteres Viertel mit deiner Proteinquelle. Die Fettquelle füllt das kleinste Stück deines Tellers.

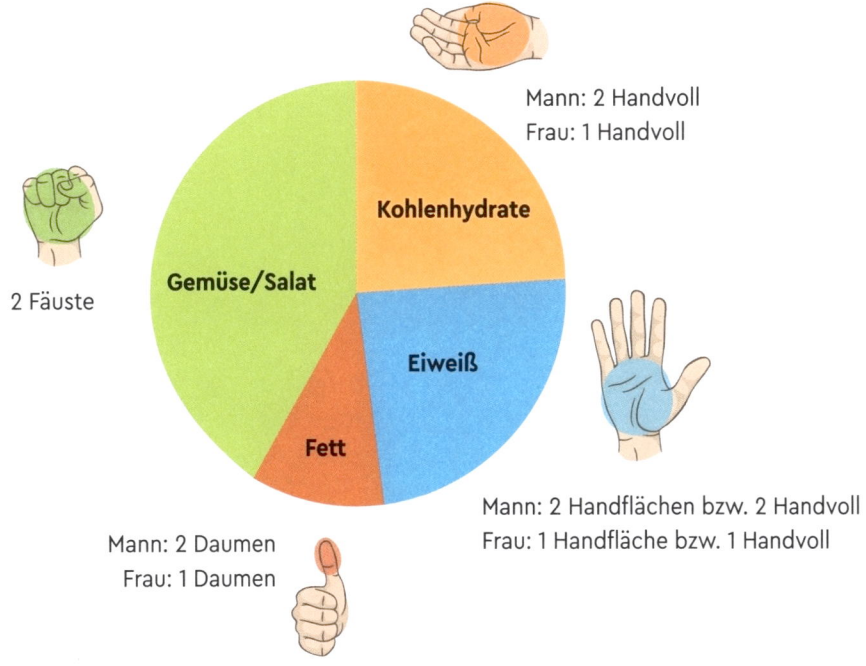

Mann: 2 Handvoll
Frau: 1 Handvoll

Kohlenhydrate

Gemüse/Salat

2 Fäuste

Eiweiß

Fett

Mann: 2 Handflächen bzw. 2 Handvoll
Frau: 1 Handfläche bzw. 1 Handvoll

Mann: 2 Daumen
Frau: 1 Daumen

Vergrößere oder verkleinere deine Portion je nach:

↘ Mahlzeitenhäufigkeit: Je öfter du isst, desto kleiner die Portionen

↘ Aktivitätslevel: Je mehr du dich bewegst, desto größer die Portionen

↘ Ziel: Portionen angepasst daran, ob du abnehmen, dein Gewicht halten oder zunehmen willst

↘ Hunger-Sättigungs-Empfinden

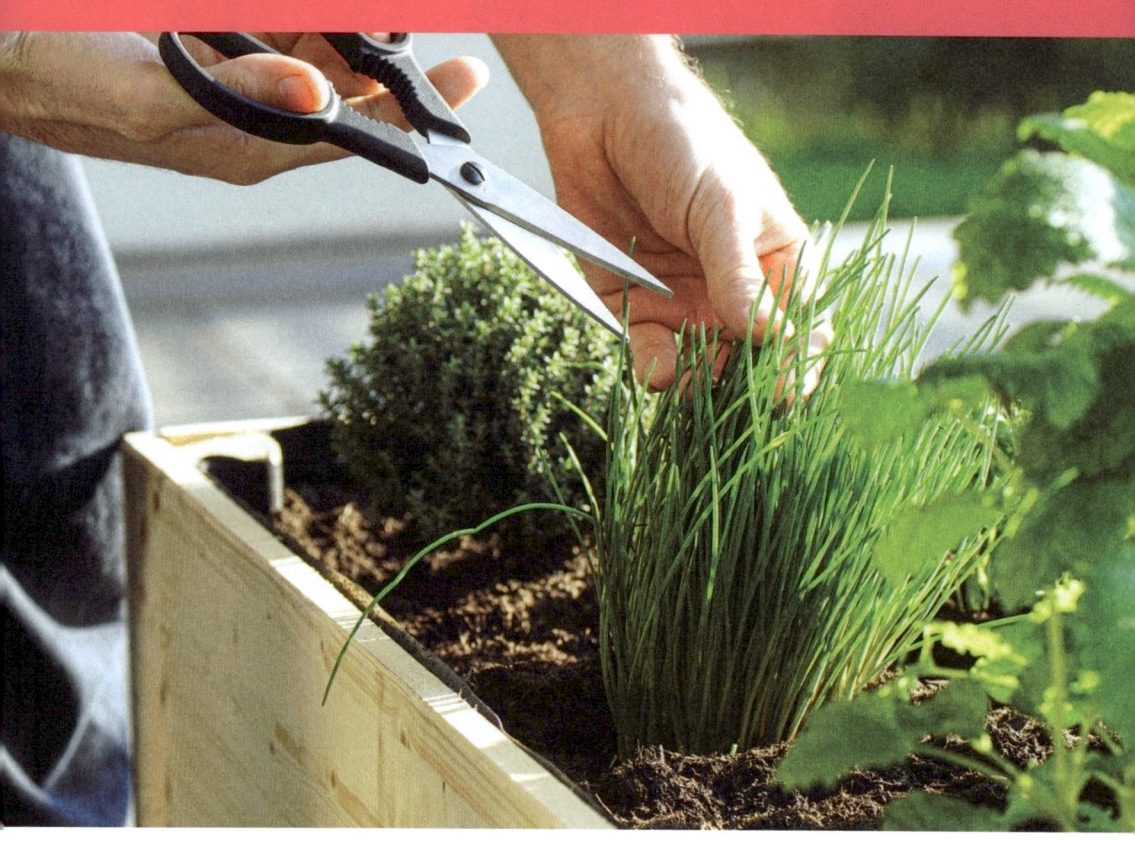

Schritt 3

Wähle geschmacksgebende Zutaten aus, die deine Mahlzeit verfeinern:

Kräuter frisch / getrocknet	Basilikum, Rosmarin, Schnittlauch, Petersilie, Thymian ...
Gewürze	Kreuzkümmel, Curry, Kurkuma, Pfeffer, Chili, Paprika ...
Zwiebelgemüse	Zwiebel, Knoblauch, Lauch
Würzmittel	Essig, Sojasauce, Tomatenmark, Gemüsebrühe, Wasabi, Ingwer, Zimt

Schritt 4

Wähle dabei geeignete Zubereitungsarten aus:

Geeignet	Nahrungsmittel
Aus dem Dampfgarer	Gemüse, Kartoffeln, Fisch, zartes Fleisch
Dünsten (Garen im eigenen Saft)	Wasserreiche Lebensmittel wie Gemüse, Obst, Fisch, zartes Fleisch
Kochen	Teigwaren, Suppen, Getreide, Gemüse (Nährstoffverlust bei langer Kochzeit)
Grillen	Fleisch, Fisch, Geflügel, Grillgemüse
Aus dem Backofen mit wenig Öl	Ofengemüse, Ofenkartoffeln, Ofensüßkartoffeln, Fisch, Braten
Backen	Aufläufe, überbackenes Gemüse
Gebraten mit wenig Fett	Fisch, Fleisch, Kartoffeln
Blanchieren	Gemüse

Schritt 5

Achtsam essen und genießen ☺

IN DEINEM RHYTHMUS

Okay, somit weißt du, wie eine proaktive Mahlzeit aussieht und welche Bausteine du in welchem Verhältnis brauchst, um an die Nährstoffe zu kommen, die dein Körper dringend benötigt. Dieses Baukastensystem soll dir Klarheit verschaffen und als flexible *Guideline* dienen. Nun kommt aber vielleicht noch eine weitere Frage auf: Wann und wie oft soll ich essen? „Frühstücken wie ein Kaiser, Mittagessen wie ein König, Abendessen wie ein Bettler." Diesen Leitspruch haben wir wohl alle schon einmal gehört. Neben dieser Empfehlung haben sich in den letzten Jahren aber auch andere Trends entwickelt.

Manche Ernährungsformen empfehlen sechs kleine Mahlzeiten, während andere sich auf zwei bis drei große beschränken. Beim intermittierenden Fasten, auch als Intervallfasten bekannt, ist die Nahrungsaufnahme sogar auf bestimmte Zeitfenster begrenzt. Nun stellst du dir deshalb ganz berechtigt die Frage, was denn das Beste für dich ist. Wie oft sollst du essen? Und wie groß sollen deine Portionen sein? Auch hier kannst du dir die Antwort nur selbst geben, denn deine Mahlzeitenfrequenz soll zu deinem Hungergefühl und zu deinem Alltag passen. Wann hast du Zeit zum Kochen? Wie sieht dein Arbeits- und Trainingsalltag aus? Wann brauchst du die Energie? Wann hast du Zeit, dich mit deiner Familie an den Tisch zu setzen? Was ist deine Lieblingsmahlzeit?

Genauso wichtig ist die individuelle Verträglichkeit: Schläfst du besser, wenn du deine letzte Mahlzeit nicht allzu spät zu dir nimmst? Dann iss früher. Bekommst du vor 10 Uhr morgens nichts runter? Dann verschiebe dein Frühstück nach hinten. Für dein Gewichtsmanagement ist in erster Linie nicht ausschlaggebend, wann du isst oder wie oft du isst, sondern wie viele Nährstoffe und Kalorien du zu dir nimmst.

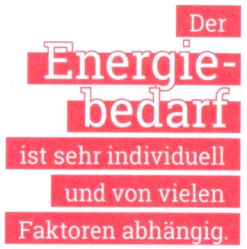
Der Energiebedarf ist sehr individuell und von vielen Faktoren abhängig.

Wir haben ja bereits geklärt, dass jeder Mensch einen gewissen Energiebedarf hat. Dieser Bedarf ist sehr individuell und von vielen Faktoren abhängig – unter anderem von deiner Körpergröße, deiner Körperzusammensetzung (Muskelmasse, Fettmasse), aber natürlich auch von deiner körperlichen Aktivität. Wenn du über einen längeren Zeitraum ungefähr die Anzahl an Kalorien und Nährstoffen zu dir nimmst, die dein Körper benötigt, dann hältst du dein Gewicht und ernährst dich proaktiv. Wenn du mehr isst als du brauchst, speichert dein Körper die überschüssigen Nährstoffe als Reserven und du nimmst an Gewicht zu. Isst du hingegen weniger als du brauchst, mobilisiert der Körper gespeicherte Nährstoffe und du nimmst ab. Ob du deine benötigte Anzahl an Kalorien und Nährstoffen durch zwei, drei oder fünf Mahlzeiten deckst, ist nicht ausschlaggebend. Hier geht es um deine individuellen Vorlieben. Dennoch ist eine gewisse Regelmäßigkeit wichtig, um deine Leistungsfähigkeit konstant hoch zu halten und um deinen Körper kontinuierlich mit essenziellen Nährstoffen zu versorgen.

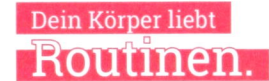

Doch woher kommt dann die weitverbreitete Empfehlung vom Kaiser, König und dem Bettler? Die zugrundeliegende Theorie ist der sogenannte circadiane Rhythmus. Dein Körper liebt Routinen, da er diesem Rhythmus unterliegt, der umgangssprachlich auch als „innere Uhr" bezeichnet wird und deinen inneren biologischen Rhythmus innerhalb von 24 Stunden beschreibt. Die Chronobiologie ist ein Zweig der Biologie, der sich genau mit diesen circadianen Rhythmen beschäftigt und dabei erforscht, wie sich bestimmte Zyklen in deinem Körper innerhalb von 24 Stunden verändern und wiederholen.

Der Begriff „circadian" wird aus den lateinischen Worten *circa* (= „ungefähr") und *dies* (= „Tag") abgeleitet. Dein Schlaf-Wach-Rhythmus, deine Hormonausschüttung, Organfunktion, Verdauungsleistung, Körpertemperatur und dein Blutdruck sind zum Beispiel darauf abgestimmt. Jede Funktion und Sekretion (Ausschüttung von Körpersubstanzen) fällt und steigt in einem gewissen Rhythmus. Beispielsweise ist dein Cortisolspiegel am Morgen hoch, damit sich deine Wachsamkeit steigert, während am Abend der Melatoninspiegel ansteigt, der dich müde macht. Deine Darmperistaltik ist am Morgen in Schwung, was einen Stuhlgang wahrscheinlich macht, während sie abends träge wird.

Nicht nur wir Menschen besitzen diese innere Uhr, auch andere Lebewesen folgen ihrem eigenen Biorhythmus, und das schon seit jeher. Denn dies verschaffte uns Lebewesen immer schon einen Überlebensvorteil. Beim Jagen erbrachten die energieerzeugenden Organe und Muskeln Hochleistungen, während alle anderen, in diesem Moment nicht benötigten physiologischen Prozesse, wie beispielsweise die Verdauung, möglichst wenig Ressourcen verbrauchten.

Der Wechsel zwischen Schlaf- und Wachphasen ist wohl die auffälligste Auswirkung des circadianen Rhythmus. Dein Schlaf und deine innere Uhr hängen eng miteinander zusammen, sodass du diese innere Uhr verwirrst, wenn du schlecht oder unregelmäßig schläfst. Eine Vielzahl an Studien zeigt einen direkten Zusammenhang zwischen der Regulation von Schlaf und dem Stoffwechsel. Eine verkürzte Schlafdauer oder unregelmäßige Schlafenszeiten wirken sich deshalb auch auf dein Gewicht aus. Studien bestätigen nämlich, dass Schlafmangel die Entstehung von Übergewicht fördert. Einerseits, da dein Appetit hochreguliert wird, weil dein Körper das Energiedefizit durch Nahrung ausgleichen will, andererseits, weil mehr verfügbare Zeit da ist, um zu essen. Außerdem sinkt dein Energieverbrauch, weil du durch den Schlafmangel weniger spontane Alltagsbewegungen machst.

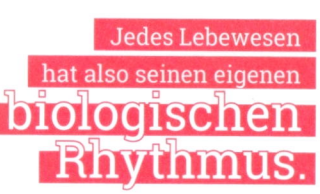

Jedes Lebewesen hat also seinen eigenen biologischen Rhythmus. Je mehr von unseren täglichen Routinen sich an diesem Rhythmus orientieren, desto besser fühlen wir uns. Während unser Alltag früher sehr von dieser inneren Uhr bestimmt wurde, ist es heute meist umgekehrt. Schichtarbeit, Jetlags und unregelmäßige Schlaf- und Essenszeiten bringen unsere innere Uhr durcheinander. Manche dieser Störfaktoren kannst du vielleicht nicht ändern, andere aber sehr leicht.

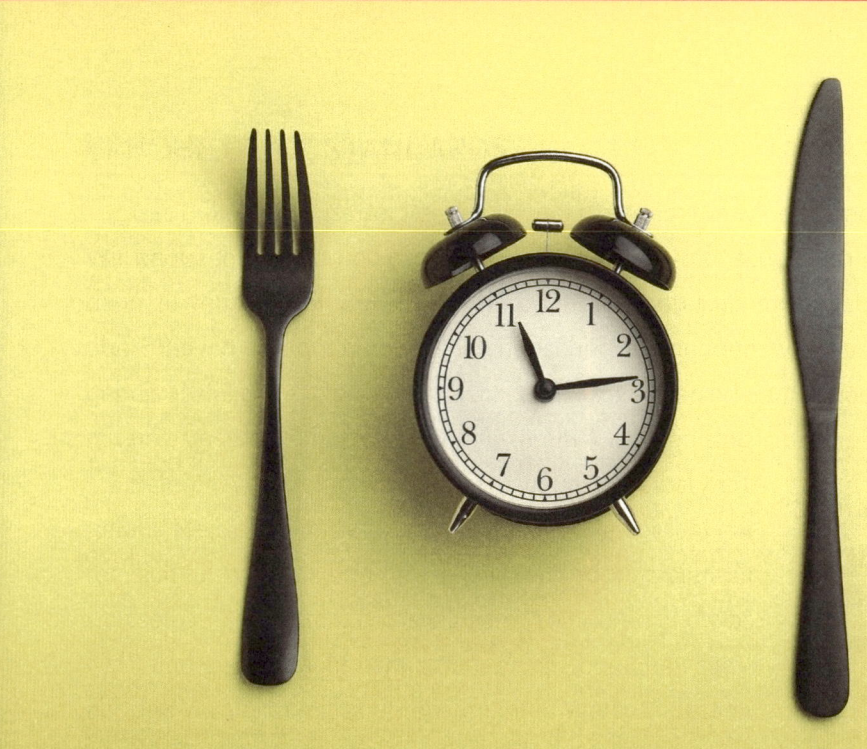

Etwas, womit du heute schon beginnen kannst, ist, dir einen Schlaf-
und Essrhythmus anzugewöhnen. Achte darauf, dass sich deine Zeiten
des Zubettgehens und Aufstehens am Wochenende nicht zu sehr von
den Zeiten unter der Woche unterscheiden. Vergiss nicht, dein Körper
braucht durchschnittlich sieben bis acht Stunden Schlaf, damit alle Re-
generationsprozesse über Nacht ablaufen können. Außer-
dem mag er eine geregelte Mahlzeitenfrequenz, die an deinen Alltag angepasst ist. Was präferierst du: drei große
Mahlzeiten oder fühlst du dich wohler, wenn du öfter isst,
aber dafür die Portionen dementsprechend kleiner sind?
Entscheide selbst!

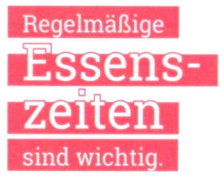

Je nachdem, welche Mahlzeitengröße du bevorzugst, empfehle ich
dir drei bis fünf Mahlzeiten am Tag. Regelmäßige Essenszeiten sind wichtig, um deinen Blutzuckerspiegel zu stabilisieren. Dadurch werden Heißhungerattacken reduziert und deine Leistungsfähigkeit bleibt konstant

im oberen Bereich. Dein Körper gewöhnt sich an deinen Rhythmus und stellt sich darauf ein. Die Hunger- und Sättigungshormone Ghrelin und Leptin passen sich an und die Organtätigkeiten stimmen sich darauf ab. Es geht zwar nicht darum, jeden Tag exakt zur selben Uhrzeit zu essen, aber gewöhne deinem Körper einen ungefähren Rhythmus an und lasse ihm zwischen den Mahlzeiten genug Zeit, um die aufgenommenen Nährstoffe zu verwerten. Gönne ihm eine Pause! Lasse drei bis sechs Stunden bis zur nächsten Mahlzeit vergehen ohne zu essen, damit dein Körper die Chance hat, das Essen zu verwerten.

Fassen wir zusammen: Ob du nun drei Mahlzeiten isst oder fünf, ob du phasenweise fastest oder dich an dem Kaiser-König-Bettler-Prinzip orientierst, ist dir überlassen. Grundsätzlich macht es Sinn, dann zu essen, wenn du Energie brauchst. In den meisten Fällen entspricht das dem Kaiser-König-Bettler-Prinzip. Dadurch hast du nämlich tagsüber Power, während der Verdauungstrakt über Nacht entlastet wird. Aber wenn das nicht zu deinem Alltag passt, kannst du natürlich deine eigene Routine erschaffen. Achte einfach auf eine gewisse Regelmäßigkeit und unterscheide zwischen Essenszeiten und Essenspausen. Iss nur in den Essenszeiten und gib dem Körper durch die Essenspausen die Möglichkeit, die Nährstoffe in Ruhe zu verwerten. Das mag nicht nur deine innere Uhr, sondern dadurch vermeidest du auch unbewusstes Snacken.

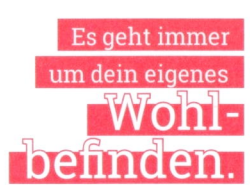

Schlussendlich geht es immer um dein eigenes Wohlbefinden und darum, Dinge langfristig zu ändern, ohne deine Lebensqualität zu beeinträchtigen. Die beste Mahlzeitenfrequenz für dich ist die, die dein Hungergefühl berücksichtigt und die du mühelos zu deiner Gewohnheit machen kannst.

HUNGER UND SÄTTIGUNG

Iss, wenn du Hunger hast, und hör auf zu essen, wenn du satt bist. Klingt eigentlich total banal, und trotzdem scheint es nicht so einfach zu sein. Denn wenn jeder nur dann essen würde, wenn er Hunger hat und dann aufhören würde, wenn er angenehm satt ist, würde ich wohl nur halb so viel Arbeit haben.

Hunger ist die Sprache deines Körpers, um dir mitzu-teilen, dass Nährstoffe benötigt werden, während Sätti-gung das Signal ist, dass nun genug Nährstoffe da sind. Leider haben die meisten Menschen verlernt, auf diese Si-gnale zu hören. Wir können Hunger häufig nicht von Ap-petit unterscheiden und essen viel zu oft aufgrund anderer

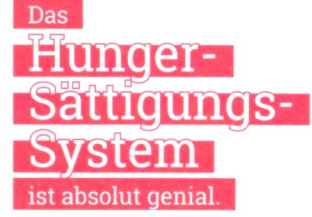

Das **Hunger-Sättigungs-System** ist absolut genial.

Reize. Wir essen, weil das Angebot da ist, wir essen, damit wir nichts wegschmeißen müssen, wir essen, weil wir nicht Nein sagen können und wir essen, damit wir uns für einen Moment gut fühlen oder uns eine Pause gönnen wollen. Außerdem fällt es uns schwer, bei angenehmer Sättigung aufzuhören, einerseits, weil wir den Moment durch zu schnel-les essen verpassen und andererseits, weil Nahrung unser Belohnungs-zentrum im Gehirn stimuliert, essen uns also Spaß macht.

Dabei ist das Hunger-Sättigungs-System absolut genial. Hunger ist im Grunde ein Zustand, der uns zu einer Nahrungsaufnahme mo-tiviert, um das Energiegleichgewicht in Balance zu halten. Wir emp-finden also mehr oder öfter Hunger, wenn wir mehr Energie brauchen. Daher steigt unser Hungergefühl auch, wenn wir mehr Ausdauersport machen. Du kannst es dir so vorstellen: Dein Gehirn erhält eine Infor-mation über die momentane Energieversorgung sowie über den Stand deiner vorhandenen Reserven und ist bemüht, ein Gleichgewicht zwi-schen Nahrungsaufnahme und Energieverbrauch aufrechtzuerhalten.

Komplexe Hormonsysteme sind daran beteiligt, wobei die Hormo-ne Leptin und Ghrelin eine Schlüsselrolle übernehmen. Wird Ghrelin

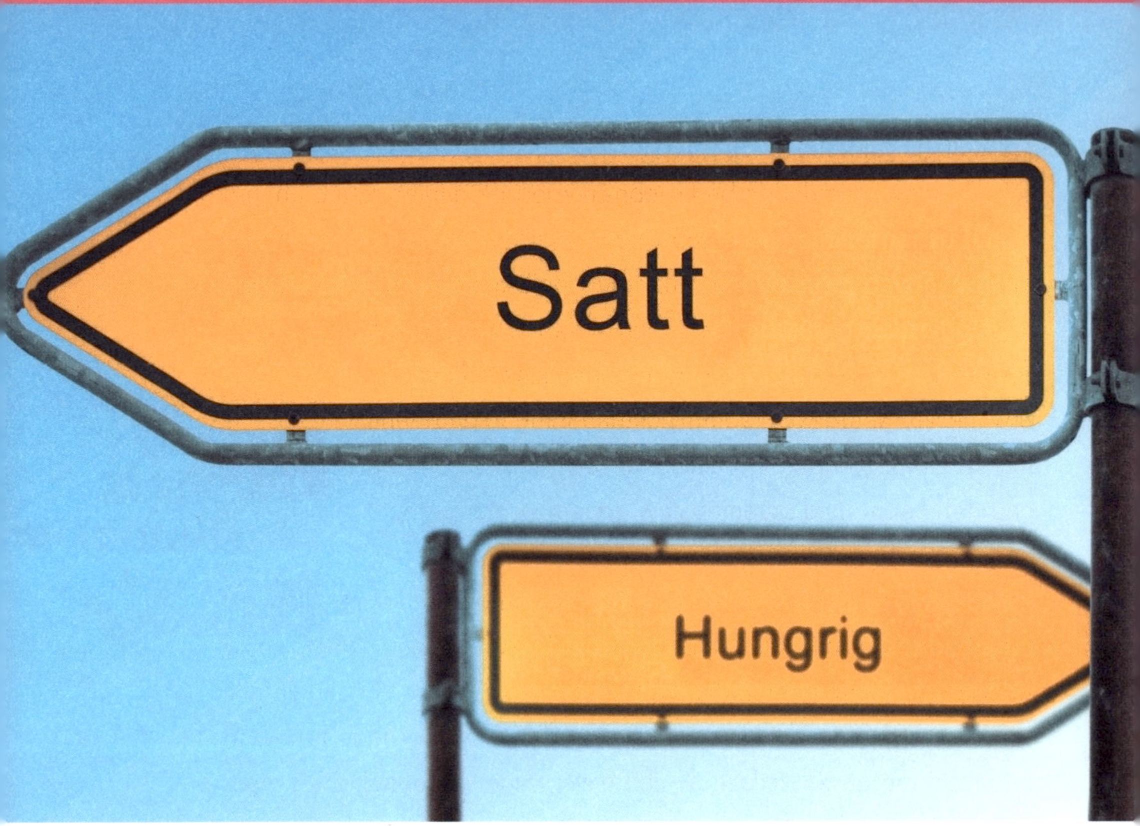

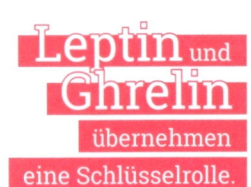

![Satt / Hungrig Wegweiser]

ausgeschüttet, folgt ein Hungerempfinden. Steigt hingegen die Leptinkonzentration, fühlst du dich satt. Die beiden Hormone haben also gegensätzliche Wirkung. Die Leptinkonzentration ist zudem an deinen Körperfettanteil gekoppelt und fungiert als eine Art Energiesensor. Je höher der Körperfettanteil, desto höher die Leptinkonzentration. Dadurch erhält das Gehirn Rückmeldung zum Energiestatus. Wenn du innerhalb kurzer Zeit viel abnimmst, sinkt der Leptinlevel rapide ab. Das erklärt, warum dir in einer Diät das Abnehmen mit der Zeit immer schwerer fällt. Dein Gehirn denkt nämlich, dass du am Verhungern bist und möchte dich dazu bringen, mehr zu essen.

Zusätzlich gibt es noch einen dritten körpereigenen Stoff, der eine wesentliche Rolle im Hunger-Sättigungs-System spielt, und zwar

Neuropeptid Y. Dieser Neurotransmitter wird bei Stressreaktionen aus-geschüttet und führt zu einem starken Hungergefühl sowie einem aus-geprägten Verlangen nach kohlenhydratreichen Lebensmitteln. Evo-lutionär gesehen, half das Hormon vermutlich in Krisenzeiten, als die Ressourcen knapp waren. Heute kennst du dieses Phänomen vielleicht, wenn du zu viel um die Ohren hast oder dir Sorgen machst.

Außerdem wirken sich noch zahlreiche andere Hormone auf unser Hunger-Sättigungs-Empfinden aus. Glückshormone wie Serotonin und Dopamin hemmen beispielsweise das Hungergefühl, während das Stresshormon Noradrenalin oder das weibliche Sexualhormon Pro-gesteron, das vor der Menstruation am meisten ausgeschüttet wird, es verstärken. Auch Signale aus dem Magen-Darm-Trakt spielen eine Rolle: Durch die Dehnung des Magens werden bestimmte Hormone an der Magenwand ausgeschüttet und stimulieren das Sättigungszentrum. Wie du siehst, ist die Steuerung von Hunger und Sättigung äußerst komplex und basiert auf dem Zusammenspiel von vielen physiologischen und psychologischen Mechanismen.

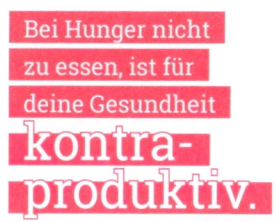

Bei Hunger nicht zu essen, ist für deine Gesundheit kontraproduktiv. Schließlich fehlt es dem Körper an Nähr-stoffen. Nach Sättigung weiterzuessen, ist aber genauso kontraproduktiv, da der Körper nichts mehr mit den Nähr-stoffen anfangen kann, außer sie in Form von Fettmasse zu speichern. Es lohnt sich also definitiv, Hunger und Sättigung wie-der mehr Beachtung zu schenken. Wenn ich meine Coachees frage, wie sie Hunger bemerken, bekomme ich ganz unterschiedliche Ant-worten: Für manche ist Hunger ein Zustand, in dem sie sich energielos und schwach fühlen, andere spüren ein leeres Gefühl im Bauch oder ein Magenknurren. Wieder andere werden gereizt und ungeduldig. Doch alle sind sich einig, dass Hunger sich gefühlsmäßig von Heißhunger unterscheidet. Während der Hunger sich langsam aufbaut, kommt der

Heißhunger plötzlich. Hunger lässt sich mit jedem Lebensmittel stillen, während Heißhunger sich meistens auf ganz bestimmte Lebensmittel richtet.

Frage ich, wie Sättigung empfunden wird, bekomme ich ebenfalls ganz unterschiedliche Antworten. Manche Menschen verbinden Sättigung mit dem Gefühl, nach dem Essen den Hosenknopf aufmachen zu wollen und sich auf die Couch zu legen, während für andere satt sein bedeutet, nicht mehr Hunger zu haben. Es scheint also kein Schwarz-Weiß zu geben, sondern vielmehr ein ganzes Farbspektrum an Hunger- und Sättigungsbereichen. Diese möchte ich dir mit einer Skala verdeutlichen.

Skala	Hungergefühl	Sättigungsgefühl
1	Noch keine spürbaren Hungersignale	Hungersignale lassen nach
2	Erste Hungersignale kommen auf, vergehen aber auch wieder	Kein Hunger mehr, aber auch noch keine Sättigung
3	Hungersignale werden stärker und eindeutiger	Angenehm satt, du könntest aber noch weiteressen
4	Hungersignale werden noch stärker, Verlangen nach Essen, Gedanken auf Essen gerichtet, Konzentrationsfähigkeit nimmt ab	Gesättigt, kein Bedürfnis mehr, weiterzuessen
5	Starker Hunger, leichte Kopfschmerzen, Schwindel, Energielosigkeit	Voll, träge, leichte Übelkeit
6	Extremer Hunger, Kopfschmerzen, Zittern, Leistungsfähigkeit nimmt rapide ab	Voll, Übelkeit, Unwohlsein

Gelber Bereich: Genau der richtige Zeitpunkt um zu essen bzw. mit dem Essen aufzuhören
Weder der grüne noch der rote Bereich sind ideale Zeitpunkte um mit dem Essen zu beginnen bzw. aufzuhören

Wenn du im grünen Hungerbereich bist, ist dein Körper noch ausreichend mit Nährstoffen versorgt, du brauchst also nicht zu essen. Wenn du im grünen Sättigungsbereich bist, hat dein Körper wahrscheinlich noch nicht alle Nährstoffe erhalten, du hast das Verlangen weiterzuessen. Der gelbe Hungerbereich ist der richtige Moment, um zu essen, dein Körper sendet dir eindeutige Signale. Dementsprechend ist der gelbe Sättigungsbereich der richtige Moment, um aufzuhören. Dein Körper hat nun alles, was er braucht. Da die Signalübertragung vom Magen ins Gehirn aber 15 bis 20 Minuten dauert, wird dieser Bereich oft übersprungen. Wenn du zu schnell isst, springst du vom grünen direkt in den roten Bereich. Dort willst du aber gar nicht hin, denn hier fühlst du dich nach dem Essen nicht energiegeladen, sondern träge. Dir fehlt der Tatendrang und du sehnst dich nach der Couch. Auch auf der Hungerskala willst du nicht in den roten Bereich, denn dort triffst du keine vernünftigen Entscheidungen mehr. Die Hungersignale sind so akut, dass du keine Geduld mehr hast, dir in Ruhe eine proaktive Mahlzeit zu kochen. Es muss schnell gehen: Kühlschrank auf, Essen rein.

Ich rate dir, dich beim Essen wieder mehr auf deine Hunger- und Sättigungssignale zu fokussieren. Dein Körper sendet sie dir, du musst nur achtsam hinhören. Checke vor der Mahlzeit, wo du auf der Skala stehst. Ist es wirklich Hunger? Oder steckt vielleicht ein anderes

Fokussiere dich auf Hunger- und Sättigungssignale.

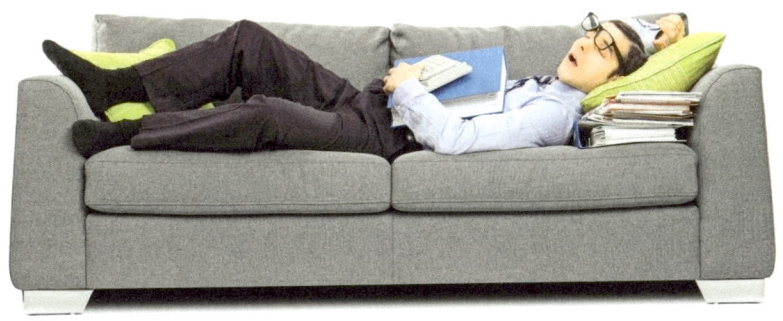

Bedürfnis dahinter? Manchmal wird auch Durst mit Hunger verwechselt. Trinkst du denn genug? Und schläfst du ausreichend? Du weißt ja bereits, dass Schlafmangel sich auf dein Hungerempfinden auswirkt. Achte ab heute auch wieder mehr auf dein Sättigungsempfinden. Lass dir dafür unbedingt genug Zeit beim Essen. Nur so spürst du früh genug, wenn du im gelben Bereich bist. Wie lange das Gefühl der angenehmen Sättigung nach dem Essen anhält, ist von mehreren Faktoren abhängig. Du kannst die Zeit verlängern, indem du folgende Tipps berücksichtigst:

Mehr Sättigung durch	Weniger Sättigung durch
Langsames Essen (15–20 Minuten)	Schnelles Essen (weniger als 15 Minuten)
Regelmäßige Mahlzeiten	Unregelmäßige Mahlzeiten & Snacking
Komplexe Kohlenhydrate und Ballaststoffe	Einfache Kohlenhydrate
Hoher Gemüseanteil	Niedriger Gemüseanteil
Kombination der Nährstoffe, Baukasten	Einseitige Ernährung
Ausreichend Kalorien	Zu wenig Kalorien
Ausreichende Flüssigkeitszufuhr	Zu wenig Flüssigkeit
Ausreichend Schlaf	Zu wenig Schlaf

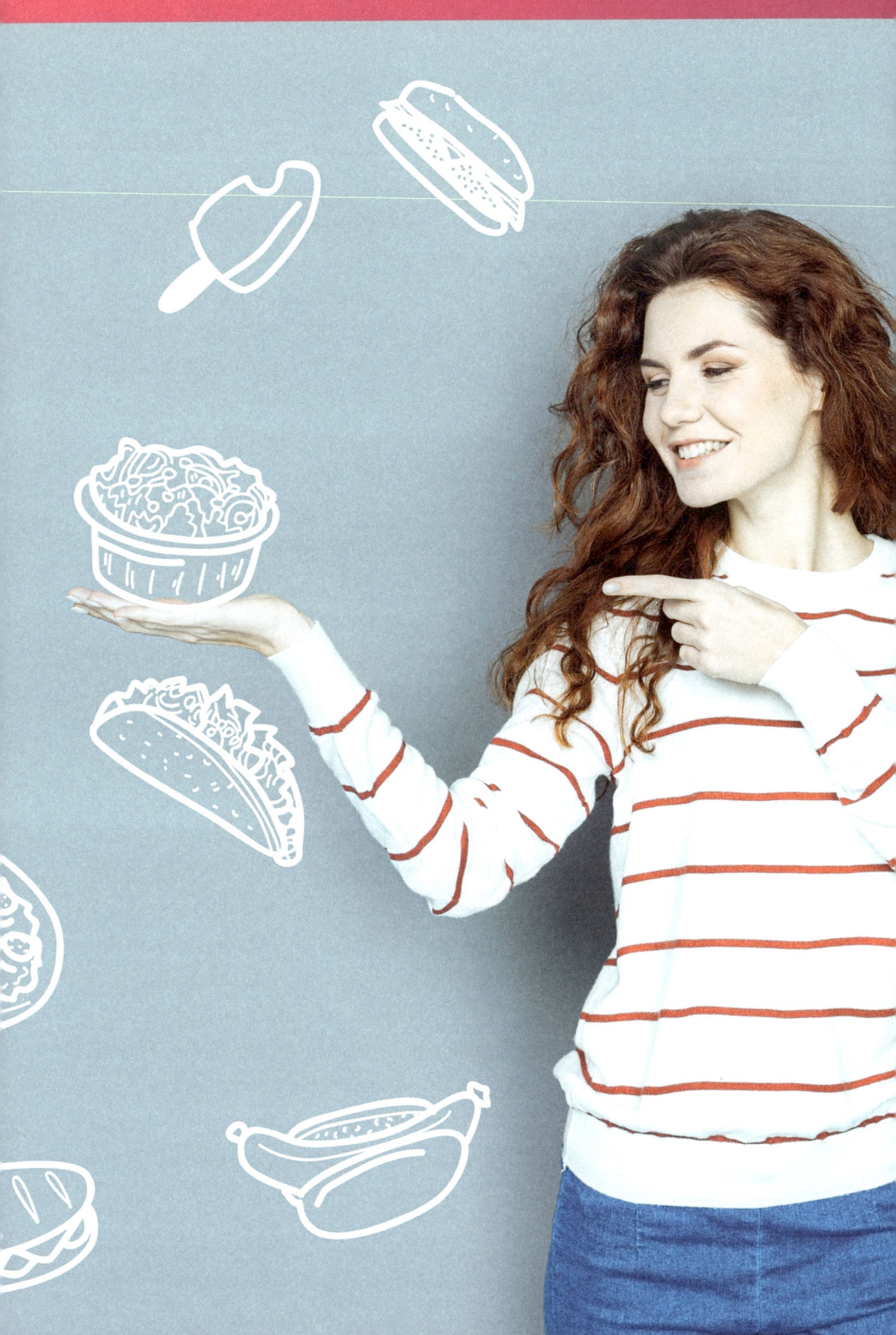

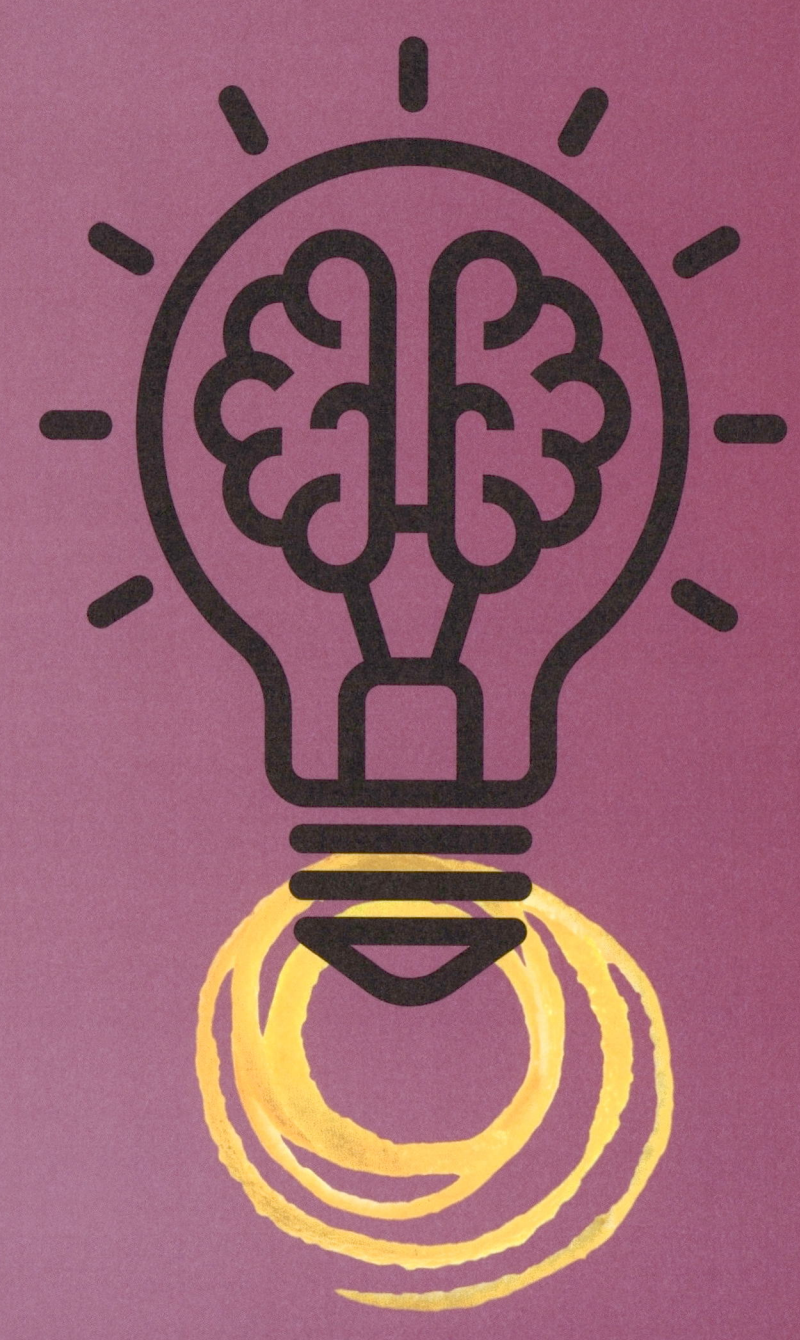

Warum tust du nicht das, was du weißt?

AUGEN AUF UND DURCH

Wow, du bist immer noch da, das heißt, du meinst es wirklich ernst mit dem „Proaktivsein". Toll – das freut mich sehr. Du wirst sehen, es zahlt sich definitiv aus, denn nichts ist schöner, als im Reinen mit sich und seinem Körper zu sein. Ich weiß, ich habe dich mit sehr vielen Infos beladen. Manches war vermutlich neu, einiges war dir aber bestimmt schon klar, zumindest in der Theorie. Wenn du schon lange mit deinem Gewicht zu kämpfen hast, bist zu wahrscheinlich beinahe auf demselben Wissensstand wie ich als dein Coach. Klienten überraschen mich immer wieder, indem sie mir sagen, was sie alles wissen und bereits ausprobiert haben. Und dennoch sitzen sie bei mir in der Praxis.

Also kommt die zentrale Frage auf: **Warum tust du nicht das, was du weißt?** Denn spätestens jetzt, nach der Biochemieladung, die ich dir gegeben habe, weißt du, wie eine proaktive Mahlzeit aussieht – es liegt also nicht an mangelndem Wissen. Es ist nicht dein bewusster Verstand, der nicht weiß, was zu tun ist, die Gründe dafür liegen eine Ebene tiefer, in deinem Unterbewusstsein.

Die **Gründe** dafür liegen in deinem Unterbewusstsein.

TEACH THE ELEPHANT, NOT THE RIDER

Wenn ich meine Klienten direkt frage „Hand aufs Herz, warum tust du es nicht?", bekomme ich zunächst einen ganzen Katalog an Ausreden zu hören. Wenn ich sie dann an die Selbstverantwortung erinnere, erkennen die meisten, dass keine einzige dieser Ausreden der wahre Grund für ihr Scheitern ist. Als Nächstes kommt dann der altbekannte Schweinehund ins Spiel.

Du hast bestimmt auch schon Bekanntschaft mit ihm gemacht. Du willst ja wirklich abnehmen, aber dein innerer Schweinehund hält dich einfach immer wieder davon ab. Er scheint so etwas wie dein eigener Saboteur zu sein. Dabei steht er für einen inneren Teil von dir, der nicht am selben Strang zieht wie der Rest. Als sitze ein kleiner Rebell in deinem Körper, der einfach nicht mitmachen will. Und vielleicht kommt es dir manchmal so vor, als müsstest du gegen dich selbst kämpfen. Ein Teil sagt: „Du brauchst die Schokolade heute nicht, lass sie einfach liegen. Geh lieber raus und mach einen Spaziergang mit dem Hund", während ein anderer Teil sagt: „Iss die Schokolade, heute hast du es dir wirklich verdient. Der Tag war voller Stress, du hattest keine Minute für dich, deshalb brauchst du heute definitiv etwas Süßes".

Auch in anderen Lebenssituationen bist du vielleicht in Konflikt mit dir, kannst dich nicht entscheiden, weißt nicht, was richtig ist. Der Kopf sagt dies, der Bauch sagt das. Egal, wie du es nennen magst, Bewusstsein und Unterbewusstsein, Kopf- und Bauchgefühl oder wie es Sigmund Freud schon bezeichnete: „Ich und Es" – wir scheinen aus mehreren inneren Anteilen zu bestehen. Wenn alle Anteile dieselben Ziele verfolgen, herrscht innere Harmonie und du tust das, was du dir vornimmst. Verfolgt hingegen ein Teil in dir andere Ziele als der andere, kommt es zu Spannungen, Konflikten und du fängst an, dich selbst zu sabotieren, sodass du deine eigenen Vorsätze nicht einhältst. Der Schweinehund lässt grüßen.

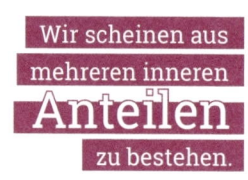

Wir scheinen aus mehreren inneren **Anteilen** zu bestehen.

Lass es uns von nun an so benennen: Dein Kopfgefühl, dein bewusster Verstand, ist ab jetzt der Reiter und dein Bauchgefühl, dein Unterbewusstsein, der Elefant. Stell dir folgende Szene vor: In deinem Kopf

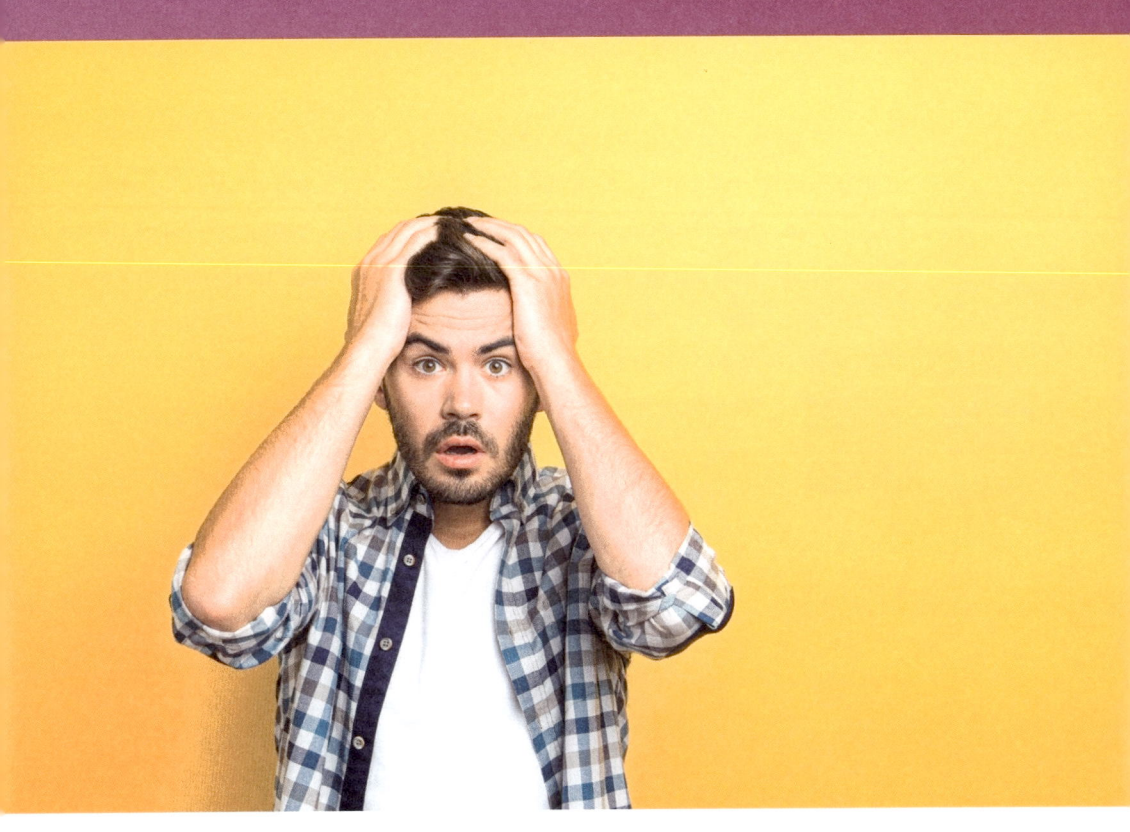

sitzt der Reiter auf dem Elefanten. Aus dem mentalen Training kommt daher der Spruch: „*Teach the elephant and not the rider*". Deinem Reiter haben wir alles über Ernährung beigebracht, was er wissen muss, nun wird es Zeit, sich voll und ganz dem Elefanten zu widmen. Denn, wenn dieser in die richtige Richtung schreitet, folgt der Reiter ganz automatisch. Alles, was du tust, jedes Verhalten, jede Entscheidung, die du triffst, hat einen Grund – nichts passiert einfach so. Entweder machst du es bewusst aus dem Verstand heraus oder aus einem nicht vorsätzlichen Grund, also vom Unterbewusstsein gesteuert.

Dein Verstand weiß aber nicht, was und wie viel von deinem Unterbewusstsein ausgeht, es ist ja schließlich nicht bewusst. Deshalb versuchst du, mittels Ausreden und Pseudoerklärunge dein Verhalten für dich (und vor allem für andere) zu rechtfertigen. Dabei ist wichtig, dass du erkennst, dass jedes Verhalten (egal ob bewusst oder unterbewusst) in irgendeinem Kontext sinnvoll für dich ist, auch wenn du im ersten Moment nicht verstehst, warum du so handelst. Zum Beispiel kann die Tafel Schokolade am Abend eine Art von Bewältigungsstrategie für dich sein, wenn der Tag voller Stress war. Dir ist es in den meisten Fällen nur nicht bewusst, weil in deinem Kopf der Elefant den Befehl gibt und nicht der Reiter. Aber egal, von wem es ausgeht, die Absicht dahinter ist immer positiv. Du verurteilst dich selbst dafür, wirst wütend oder schämst dich. Doch wenn du etwas dauernd machst, obwohl du es nicht willst, steckt immer ein verstecktes Ziel des Elefanten dahinter. Und solange du dem Elefanten kein anderes Ziel gibst oder zumindest eine alternative Strategie lieferst, wirst du immer wieder in dasselbe Muster zurückfallen.

> Jedes Verhalten ist in irgendeinem Kontext sinnvoll für dich.

Nehmen wir wieder das Beispiel mit der Schokolade: Sie ist deine Bewältigungsstrategie für Stress. Solange du also kein anderes Tool für dich gefunden hast, mit dem Stress umzugehen oder dich mal ehrlich anfängst zu fragen, warum du so viel Stress in dein Leben lässt (Stichwort Selbstverantwortung), wirst du immer wieder zur Schokolade greifen. Vielleicht gelingt es dir für eine gewisse Zeit, den Drang mit Willensstärke zu unterdrücken, aber langfristig gewinnt immer der Elefant. Das ist auch der Grund dafür, warum die meisten Diäten nur bis zu einem gewissen Punkt helfen, denn sie lehren nur den Reiter, aber nicht den Elefanten.

DER REITER – DEIN VERSTAND

Dein bewusster Verstand, also dein Reiter im Kopf, erfüllt wichtige Aufgaben. Er ermöglicht dir zu planen, zu denken, zu lernen, zeitliche Abläufe einzuschätzen und Vor- und Nachteile einer Handlung abzuwägen. Er verarbeitet Informationen und ermöglicht Kommunikation mittels Sprache. Dein Reiter bewertet permanent, ob etwas „gut" oder

„schlecht" ist und versucht, Muster zu erkennen. Die meisten Menschen sind der Überzeugung, dass der Verstand die höchste Entscheidungskraft hat. Das würde bedeuten, dass man alles umsetzt, wenn man es erst mal rational verstanden hat, ergo müsstest du ab heute ein sehr proaktives Leben führen, denn du hast ja alles Wichtige zum Thema Ernährung gelernt.

In der Praxis funktioniert das leider nur bedingt, da der Reiter in Wirklichkeit weniger Einfluss hat, als die meisten Menschen es subjektiv empfinden. Die Hauptfunktion deines Reiters ist, neue, wichtige Informationen aufzunehmen und zu verarbeiten. Das kostet sehr viel Energie und wir haben nur begrenzte Kapazitäten für diese bewusste Wahrnehmung, weshalb unser Gehirn dazu neigt, alles zu automatisieren. Unser Gehirn liebt Gewohnheiten, denn diese laufen automatisch ab. Gewohnheiten könnte man sozusagen als Energiesparprogramm des Gehirns bezeichnen. Wenn wir hingegen etwas Neues erleben oder lernen, folglich etwas, an das wir nicht gewöhnt sind, brauchen wir volles Bewusstsein, das Gegenteil vom Energiesparmodus.

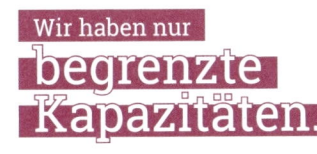

Erst nach einer gewissen Zeit, wenn wir die neue Tätigkeit immer und immer wieder tun, gewöhnt sich unser Gehirn daran und sie kann zu einem Automatismus werden. Dann brauchen wir nicht mehr das volle Bewusstsein, sondern können die Energie für wichtigere, neuere Reize aufsparen.

Kannst du dich noch daran erinnern, als du das erste Mal Auto gefahren bist? Wenn ich daran zurückdenke, sehe ich mich, mit meinem Vater auf dem Beifahrersitz, in einer menschenleeren Industriezone. Ich war komplett überfordert, schon deshalb, weil ich so viele Dinge gleichzeitig bedenken musste. Damals war schwer vorstellbar, dass ich irgendwann entspannt und lässig durch die Gegend fahren und dabei noch Podcasts hören würde. Eine Tätigkeit, die zunächst die volle

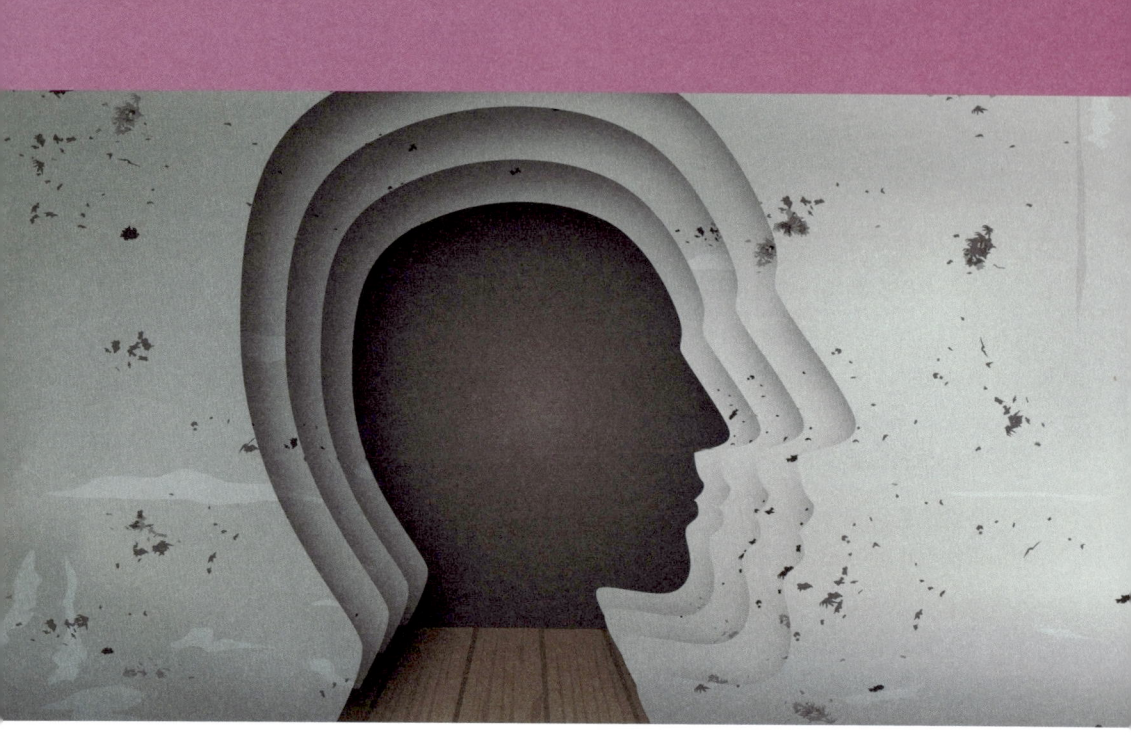

Aufmerksamkeit meines Reiters brauchte, wurde nach und nach zur Aufgabe des Elefanten. Heute muss ich nicht mehr darüber nachdenken, wie Autofahren geht, es passiert einfach. Und so ist es bei allen unseren täglichen Handlungen. Wenn etwas neu oder außergewöhnlich ist, kostet es Energie und fordert den Reiter. Machen wir es hingegen immer und immer wieder, übernimmt der Elefant das Ruder.

Stell dir vor, du müsstest bei jeder deiner täglichen Handlungen oder Bewegungen bewusst überlegen, da wäre bereits der Weg aus dem Bett bis zur Arbeit eine Herausforderung. Schon das Treppensteigen wäre eine hoch komplexe Tätigkeit. Das Bewusstsein, oder der Reiter, dient also der Verarbeitung neuer, wichtiger Informationen und ist vor allem dann wichtig, wenn wir dabei sind, Neues zu lernen und uns außerhalb unserer Komfortzone befinden. Wenn du demnach deine Ernährung umstellst und auf einmal andere Lebensmittel einkaufst und neue Rezepte ausprobierst, brauchst du deinen Reiter dafür. Erst nach und nach gewöhnst du dich an die neue Ernährungsweise, bis sie spätestens nach 90 Tagen zu einer fixen Routine wird, die fast wie von selbst abläuft.

DER ELEFANT – DEIN UNTERBEWUSSTSEIN

Die Hauptaufgabe deines Elefanten ist es, dich sicher durchs Leben zu führen und dabei wenn möglich deine Bedürfnisse zu erfüllen und dein Wohlbefinden aufrechtzuerhalten. Während der Reiter nur wenig Einfluss auf den Elefanten hat, sieht es umgekehrt ganz anders aus. Das Unterbewusstsein steuert nicht nur zu etwa 90 Prozent die Funktionen unseres Organismus, sondern auch die Ausführung unserer Handlungen, das heißt, der Elefant hat eindeutig mehr zu sagen als der Reiter.

Du kannst es mit der Schwerkraft vergleichen. Warum sitzt du gerade auf einem Stuhl? Warum brauchen wir Aufzüge, um in den vierten Stock zu kommen und warum fällt dir das Handy auf den Boden, wenn du es loslässt? Weil wir dem Gesetz der Schwerkraft unterliegen. Wir bemerken es zwar nicht, dennoch bestimmt diese Kraft unseren Alltag. Genauso ist es auch mit unserem Elefanten. Das erklärt auch, warum du durch vernünftige Ratschläge allein meist nicht dein Verhalten änderst, du dich aber, geleitet von Gefühlen wie Liebe, Schmerz oder Angst, sehr stark verändern kannst. Viele Menschen stellen deshalb erst dann ihre Ernährung um, wenn der Leidensdruck extrem hoch wird, sie Todesangst empfinden oder die Liebe zum eigenen Körper groß genug ist.

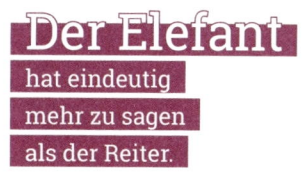

Während die Kommunikation des Reiters die verbale Sprache ist, kommuniziert der Elefant nonverbal – das heißt, nicht mit Worten, sondern mit Körpersignalen und Empfindungen. Laut dem Hirnforscher Gerhard Roth werden alle Erfahrungen, die du machst, in einem riesigen, emotionalen Erfahrungsgedächtnis gesammelt. Jede deiner Erfahrungen wird bewertet, im Gedächtnis abgelegt und dient ab sofort deinem Unterbewusstsein als Referenzwert. Je nachdem, wie du die Erfahrung für dich bewertet hast, wird sie entweder in deinem „Belohnungssystem" oder in deinem „Angstsystem" gespeichert. Sobald du dann wieder in eine vergleichbare Situation kommst, meldet sich dein Unterbewusstsein. Es sendet dir „Stop-or-go"-Signale. Der Neurowissenschaftler António Damásio nennt diese Signale „somatische Marker" (griechisch *soma* = „Körper"). Sie teilen dir also mit, ob eine vergleichbare Situation gut für dich war und du dich annähern kannst (go) oder ob sie schlecht für dich ausging und du sie besser vermeiden solltest (stop). Positive Marker wären zum Beispiel Kribbeln im Bauch, Gänsehaut oder Freude im Herzen und negative Marker Druck auf den Schultern, Enge in der Brust oder ein mulmiges Gefühl im Bauch.

DER SCHWEINEHUND

Der Schweinehund macht sich immer dann bemerkbar, wenn das Unterbewusstsein ein anderes Ziel erreichen will als dein bewusster Verstand. Wie erwähnt, ist die Hauptaufgabe deines Elefanten, dein Wohlbefinden aufrechtzuerhalten und dich zu beschützen. Wenn du also mit deinem Reiter vorhast, etwas zu tun, das gegen die Prinzipien des Elefanten geht, kommt es zum inneren Konflikt. Da die Bedürfnisse des Elefanten aber unterbewusst sind, weiß der Reiter nichts davon und versucht sich und anderen sein Verhalten zu erklären, indem er dem Schweinehund die Schuld gibt oder Ausreden sucht. Im Grunde ist der Auftritt des Schweinehundes also ein somatischer Marker des Elefanten, der STOP schreit, weil er dein Wohlbefinden schützen will. Er will dich vor unangenehmen und schmerzhaften Gefühlen, vor Überanstrengung und vor all dem Ungewissen beschützen, das fernab deiner Komfortzone liegt.

WILLENSKRAFT IST EINE BEGRENZTE RESSOURCE

Immer wenn dein Reiter etwas tun will, das gegen den Willen des Elefanten passiert, ist Willenskraft notwendig. Dies nimmst du als

Kampf gegen deinen inneren Schweinehund wahr. Dein Elefant liebt Gewohnheiten und ist stets bemüht, so zu handeln, dass du dich gut fühlst. Nicht alle Gewohnheiten, die wir uns angeeignet haben, sind aber gut für uns. Und nicht alles, was im Moment uns gut fühlen lässt, ist auf Dauer gut für uns. Deshalb ist Willenskraft wichtig.

Wenn du zum Beispiel am Morgen länger im Bett bleiben willst, du aber trotzdem aufstehst und joggen gehst, bevor du in die Arbeit fährst, hast du in diesem Moment zwar gegen die Bedürfnisse deines Elefanten gehandelt, allerdings im Wissen, dass es langfristig gut für dich ist. Das hast du der Willensstärke zu verdanken, die dein Reiter steuert.

Die Willenskraft ermöglicht dir, den Schritt aus der Komfortzone zu wagen, den Elefanten von etwas Unvernünftigem abzuhalten oder kann helfen, etwas zu tun, worauf der Elefant eigentlich keine Lust hat. Immer wenn du das Gefühl hast, dass du dich „zusammenreißen" oder den Schweinehund bekämpfen musst, ist Willenskraft notwendig. Willensstärke zu haben ist wichtig, blöd ist nur, dass sie relativ empfindlich ist und wir sie durch Störfaktoren verlieren. Tritt einer dieser Störfaktoren auf, wird es schwierig, die Willensstärke aufrechtzuerhalten:

↘ Gefühl der Überforderung: zu viel um die Ohren haben
↘ Gefühl der Unterforderung: Langeweile
↘ Emotionale Erregung: starke Gefühle wie Ärger, Wut, Angst, Sorge, Euphorie
↘ Ablenkung: Verführungen durch andere, attraktive Tätigkeiten
↘ Mangel in den Grundbedürfnissen: Schlaf, Flüssigkeit, Nahrung, Sex, Sonnenlicht, Anerkennung, soziale Kontakte, Lebenssinn, Freiheitsgefühl

Denk nun an deinen Alltag. Wenn wir ehrlich sind, scheint Willenskraft nicht wirklich alltagstauglich zu sein. Kommt nicht immer einer dieser Störfaktoren vor? Versteh mich nicht falsch: Willenskraft ist wichtig und super bei einmaligen kurzfristigen Aktionen, wie eine Nachtschicht einlegen, weil du morgen die Abschlussarbeit abgeben musst oder den Halbmarathon zu Ende laufen, obwohl die Füße schwer sind. Auf Dauer ist es aber kein gutes Selbstmanagement-Tool, weil es anfällig für Störfaktoren ist und sehr viel Energie kostet. Die Willenskraft ist im Grunde wie dein Handyakku. Jeder Störfaktor macht die Batterie leerer. Entweder du lädst den Akku ständig auf oder er ist nach wenigen Stunden oder sogar Minuten aufgebraucht.

Außerdem macht es unglücklich, wenn man ständig willensstark und diszipliniert sein muss. Die Kraft wird von deinem Reiter gesteuert, indem dein Elefant unterdrückt wird. Der Elefant ist aber zuständig für die Erzeugung von Emotionen. Das bedeutet, immer wenn du Willensstärke brauchst, stehen dir keine positiven Emotionen zu Verfügung, was die Zielerreichung erschwert und anstrengend macht. Die Freude am Tun geht verloren und auf Dauer macht das nicht nur unglücklich, sondern kann sogar zu Burn-out oder Depressionen führen.

IMPULSIVITÄT –
WENN DER ELEFANT FREIE BAHN BEKOMMT

Impulsivität ist im Grunde das Gegenteil von Willensstärke. Es handelt also der Elefant in dir, während der Reiter unterdrückt wird. Das sind meistens die Aktionen, die man im Nachhinein bereut. Wenn du im 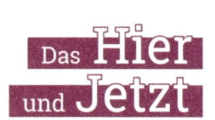 Affekt verletzende Worte zu deinem Partner sagst, wenn du unter Alkoholeinfluss Dinge tust, für die du dich am nächsten Tag schämst oder wenn du den Schoko-Nikolaus auf einmal verputzt, obwohl du eigentlich abnehmen möchtest. Es scheint, als mache dein Elefant nur ärger, wenn der Reiter nicht im Spiel ist. Das liegt daran, dass dein Unterbewusstsein immer nur das Hier und Jetzt bedenkt. Nur der Verstand ist in der Lage, in die Zukunft zu planen und eventuelle Konsequenzen zu bedenken.

WIR BRAUCHEN BEIDES, ELEFANT UND REITER

Unterdrücken wir also den Elefanten, handeln wir mit purer Willensstärke, was uns kurzfristig sehr hilft. Langfristig wird zu viel Willenskraft allerdings zum Zwang, macht unglücklich und ist ohnehin nicht alltagstauglich. Wenn hingegen der Reiter unterdrückt wird, handeln wir impulsiv und tun Dinge, die zwar im Moment unsere Bedürfnisse stillen, aber häufig negative Konsequenzen für die Zukunft haben. Außerdem will der Elefant dich beschützen, geht deshalb lieber auf Nummer sicher und steht dir immer wieder im Weg, wenn du Dinge in deinem Leben verändern möchtest. Weder das eine noch das andere scheint auf Dauer ideal zu sein.

Die Lösung liegt darin, sowohl deinen bewussten Verstand als auch dein Unterbewusstsein miteinzubeziehen. Elefant und Reiter arbeiten dabei als Team und verfolgen dieselben Ziele, sie sind aufeinander abgestimmt. Der Reiter ermöglicht dir zu Beginn die notwendige Disziplin, um die Komfortzone zu verlassen, und der Elefant übernimmt das Ruder und macht die neuen Verhaltensmuster dann zu deiner Gewohnheit, sodass du nicht dauerhaft Disziplin benötigst. Deine Motivation ist intrinsisch, das bedeutet, sie kommt von innen; du tust etwas hauptsächlich, weil du Freude am Tun hast und nicht, weil du eine Belohnung erwartest. Dieser Handlungsmodus bringt sowohl ein tiefes Gefühl der Zufriedenheit als auch hohe Leistungsbereitschaft mit sich. Du siehst Sinn in dem was du machst, und es sind wenige Störfaktoren oder Schweinehunde da, die dich hemmen.

Wie kommt man nun in diesen Handlungsmodus? In erster Linie indem du herausfindest, was Reiter und Elefant wirklich wollen. Es ist folglich an der Zeit, dass du anfängst, dich mit dir selbst zu beschäftigen. Reiter und Elefant müssen beide über deine Ziele informiert werden, davon überzeugt sein und eine Sinnhaftigkeit darin erkennen.

Status quo

SCHAU DOCH MAL GENAUER HIN

Du hast die Verantwortung für dich selbst übernommen und verstanden, dass du sowohl den Reiter als auch den Elefanten brauchst, um nachhaltig etwas zu bewirken. Diese Erkenntnis ist die Basis für jede langfristige Veränderung.

Doch obwohl du jetzt informiert bist, fällt es dir vielleicht schwer, ins Handeln zu kommen. Wir sehen zwar bei anderen, was zu tun wäre, wissen bei uns selbst aber oft nicht, wo anfangen. Wir richten den Blick viel zu oft nach außen, anstatt uns im Innersten zu fragen: „Was will ich eigentlich wirklich?" Obwohl wir eine gewisse Unzufriedenheit spüren, tun wir nichts dagegen. Dass wir unsere eigenen Bedürfnisse nicht erfüllen, hat allerdings einen ganz simplen Grund: Wir wissen gar nichts von ihnen. Die Bedürfnisse sind im Unterbewusstsein gespeichert; sie machen sich zwar mittels somatischer Marker bemerkbar, jedoch wird ihnen in der Hektik des Alltags meist wenig Beachtung geschenkt. Stattdessen halten wir uns mit Ersatzbefriedigungen und Kompensationsstrategien über Wasser, um nicht hinsehen zu müssen. Wir essen oder trinken zu viel, rauchen, geben unnötig viel Geld für Klamotten aus, machen extrem viel Sport oder stürzen uns Hals über Kopf in die Arbeit, um uns vom inneren Gefühl der Unzufriedenheit abzulenken.

Welche Bedürfnisse warten in deinem Unterbewusstsein darauf, gesehen zu werden?

Bevor du dir Gedanken machst, wo deine Reise hingehen soll, ist es wichtig zu checken, wo du im Moment stehst und welche Bedürfnisse in deinem Unterbewusstsein darauf warten, gesehen zu werden. Anstatt auf das Leben der anderen zu blicken, nimm doch mal dein eigenes unter die Lupe. Es setzt sich aus verschiedenen Bereichen zusammen: Zum

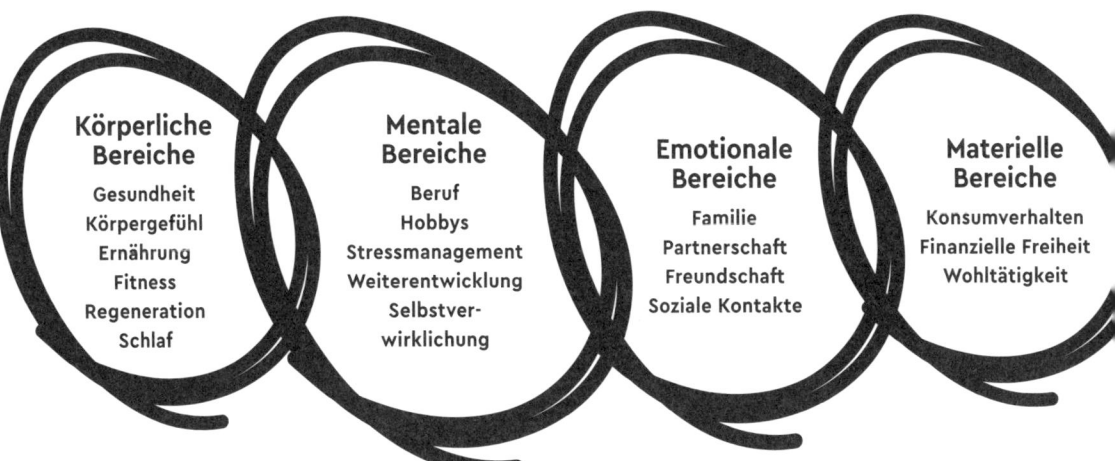

Körperliche Bereiche

Gesundheit
Körpergefühl
Ernährung
Fitness
Regeneration
Schlaf

Mentale Bereiche

Beruf
Hobbys
Stressmanagement
Weiterentwicklung
Selbstver-
wirklichung

Emotionale Bereiche

Familie
Partnerschaft
Freundschaft
Soziale Kontakte

Materielle Bereiche

Konsumverhalten
Finanzielle Freiheit
Wohltätigkeit

Beispiel sind deine Familie oder dein Beruf Lebensbereiche, ebenso wie deine Ernährung, deine Gesundheit und deine Fitness. Grundsätzlich gibt es vier große Lebensbereiche, die sich aus verschiedenen Teilbereichen zusammensetzen.

Was auch immer gerade bei dir los ist, manche Bereiche laufen vermutlich besser als andere. Deine Zufriedenheit in jedem einzelnen Sektor hat aber Einfluss darauf, ob es dir insgesamt gut geht.

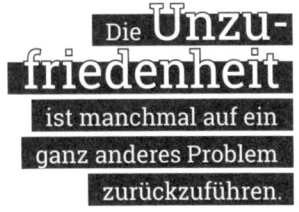

Die **Unzu-friedenheit** ist manchmal auf ein ganz anderes Problem zurückzuführen.

Wenn du dieses Buch in deinen Händen hältst, bist du womöglich unzufrieden mit deiner derzeitigen Ernährungsweise, deinem Körpergefühl oder deiner Gesundheit und möchtest diese Lebensbereiche positiv verändern. Manchmal ist die Unzufriedenheit aber auf ein ganz anderes Problem zurückzuführen. Wenn du zum Beispiel zufrieden mit deinem Job bist, aber nicht genug Pausen und Schlaf bekommst, wirkt sich das indirekt auf alle Lebensbereiche aus. So könntest du krankheitsanfälliger sein, öfter Heißhunger oder weniger Geduld für deine Kinder oder Arbeitskollegen haben. Es ist völlig normal, dass es uns nicht immer in jedem Lebensbereich gleich gut geht, und dass wir phasenweise

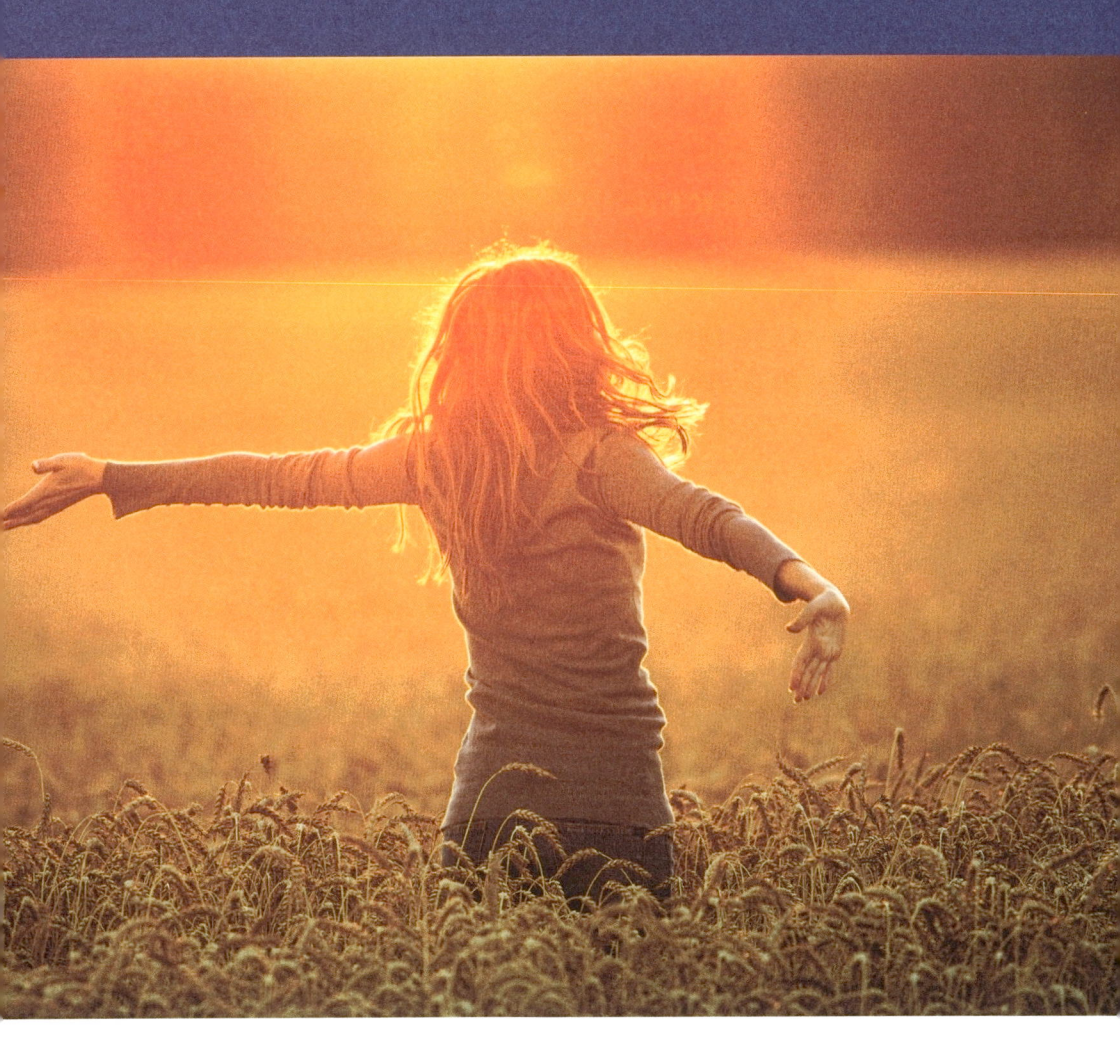

mal mehr und mal weniger Energie für die verschiedenen Bereiche haben. Wenn du aber einen Bereich über einen zu langen Zeitraum vernachlässigst, wird sich das in deinem Befinden bemerkbar machen. Verschwende also nicht deine ganze Energie damit, in einem Lebensbereich perfekt zu sein, sondern stecke in jeden ein wenig von deiner Energie, damit dein Leben insgesamt rundläuft. Schau dir die vier Kreise jetzt etwas genauer an und überlege dir, in welchen Bereichen du ab heute etwas verändern möchtest.

DAS STREBEN NACH GLÜCK

Wir alle streben danach, glücklich zu sein. Jeder Wunsch, jede Sehnsucht und alles, wofür wir hart arbeiten, hat ein Ziel: die Hoffnung, dadurch glücklicher zu sein. Doch was macht uns eigentlich glücklich? Und kann man überhaupt dauerhaft glücklich sein? Eine Frage, die man natürlich nicht pauschal beantworten kann. Dennoch können wir versuchen, anhand der Abläufe in unserem Gehirn zu verstehen, was Glücksgefühle in uns auslöst und was sie hemmt.

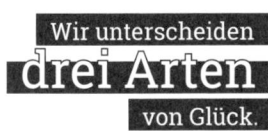

Das mesolimbische System ist unser Belohnungszentrum im Gehirn. Hier wird der Neurotransmitter Dopamin ausgeschüttet. Neben Serotonin, Oxytocin und Endorphinen spielt Dopamin eine wesentliche Rolle für das Empfinden von Glück. Kurz gesagt: Wenn Dopamin ausgeschüttet wird und zu wirken beginnt, fühlen wir uns zufrieden und werden mit Glücksgefühlen belohnt. Der Körper signalisiert uns: „Toll, das hast du gut gemacht!" – und genau danach streben wir. Dopamin motiviert uns also, die Tätigkeit zu wiederholen.

Grundsätzlich können wir drei Arten von Glück unterscheiden:
↘   Das kurzfristige Glück: „Der Spaß"
↘   Das mittelfristige Glück: „Die Leidenschaft" oder „Der Flow"
↘   Das langfristige Glück: „Die innere Zufriedenheit"

Im Idealfall finden wir alle drei Arten von Glück in unserem Alltag: Wenn wir mit einem Gefühl der Grundzufriedenheit aufwachen, den Tag mit vielen Tätigkeiten, die unserer wahren Leidenschaft entsprechen, füllen und ihn mit kleinen und großen Spaßmomenten zum Höhepunkt bringen. Die meisten Menschen verwechseln jedoch zwei unterschiedliche Dinge: „Zufriedenheit" und „Spaß". Sie können mir auf Anhieb sagen, was ihnen Spaß macht, aber es fällt ihnen schwer zu benennen, was ihnen wirklich Zufriedenheit bringt.

Jede Art von Konsum wie Essen, Alkohol, Netflix, Partys, Sex sowie Shoppingtouren oder das Austesten von körperlichen Grenzen fällt unter die Kategorie Spaß – das ist nicht Zufriedenheit! Spaß kommt von außen, Zufriedenheit kommt von innen. Spaß hilft, die Leere kurzfristig zu füllen, Zufriedenheit bedeutet langfristige Erfüllung. Spaß heißt, sich abzulenken und auszublenden, wo Handlungsbedarf wäre, Zufriedenheit bedeutet, es sich selbst zu erlauben, das Leben nach den eigenen Bedürfnissen zu gestalten und dementsprechend zu handeln. Spaß ist mit einer Kurve vergleichbar, die zu Beginn steil nach oben geht, jedoch nicht anhält und wieder sinkt – das kurzfristige Glück eben. Außerdem brauchen wir immer mehr Reiz, um auf den Spaßlevel zu kommen. Zufriedenheit ist dagegen gleichmäßig, nachhaltig und relativ stabil. Wir können nicht dauerhaft Spaß haben, aber wir können langfristig zufrieden und erfüllt sein.

Wenn wir innerlich unzufrieden sind, wenig Zeit für Tätigkeiten haben, die uns in den Flow bringen und dazu vielleicht noch Glückshormonkiller wie Stress, Schlafmangel oder (bei Frauen) PMS dazukommen, wollen wir uns durch kurzfristige Stimulanzien über Wasser halten. Wir nutzen Spaß, um die Unzufriedenheit in uns zu kompensieren. Klar, das machen wir alle und das ist auch okay! Es kann kurzfristig sehr viel bewirken. Wenn das Herz schmerzt, die Deadline näher rückt, die Angst vor der Prüfung größer wird oder wenn einfach alles zu viel wird, sehnen wir uns nach einem Dopaminkick, zum Beispiel in Form von Essen.

Hochkalorische Lebensmittel aus der Kombination von Zucker und Fett lösen genau das in uns aus, sie machen uns kurzfristig glücklich. Auch die Kombination aus Fett, umami (würzig) und Salz haben einen ähnlichen Effekt. Der Glückshormonlevel im Gehirn sinkt danach aber relativ schnell wieder ab. Das bedeutet, wir brauchen entweder ständig Nachschub

Hochkalorische Lebensmittel machen uns kurzfristig glücklich.

oder fühlen uns nach dem Essen erst recht unzufrieden. Außerdem benötigen wir mit der Zeit immer mehr davon, um das genauso gute Gefühl zu verspüren. Hat unser Körper das erst mal für sich entdeckt, wird er sich diese Methode merken und sich immer wieder melden, wenn wir kurzfristigen Glücks bedürfen.

Substanzen wie Koffein, Tabak und Alkohol haben übrigens einen ähnlichen Effekt. Ungesund wird es vor allem dann, wenn das innere Glücksempfinden dauerhaft ausbleibt und Spaß zu einer absoluten Notwendigkeit wird. Wenn wir zum Beispiel abends die Essattacken brauchen, um uns für den Alltagsstress zu belohnen, jedes Wochenende den Vollrausch wollen, um die Unzufriedenheit im Job kurz zu vergessen oder die völlige körperliche Erschöpfung suchen, um uns selbst wieder zu spüren.

Mit dem Wissen, dass dieses Glück nur von kurzer Dauer ist und dass es andere Möglichkeiten gibt, die viel nachhaltiger sind, kannst du solche Gewohnheiten aber auch wieder loswerden. Das bedeutet nicht, dass du nie wieder Pizza oder Schokolade essen darfst.

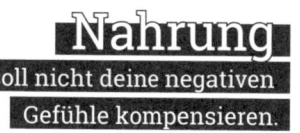
Nahrung soll nicht deine negativen Gefühle kompensieren.

Aber Nahrung soll in erster Linie deinen Hunger stillen oder als Genussmittel dienen und nicht dazu da sein, deine negativen Gefühle zu kompensieren. Es gibt keine Zauberformel für das Entstehen von Glück. Jedoch gibt es einige Faktoren, die in deiner Hand liegen und die sich auf jeden Fall positiv auswirken. Fang an, dich damit zu beschäftigen, was du brauchst, um zufrieden zu sein, und was dich davon abhält. Schaff dir Freiräume für deine wahre Leidenschaft, umgib dich mit Menschen, die dir guttun und maximiere dein Wohlbefinden, indem du dich regelmäßig bewegst, genug schläfst und dich proaktiv ernährst. Sei mutig und erlaube dir, dein Leben nach deinen Bedürfnissen zu gestalten, denn auch du hast es verdient, glücklich zu sein! Und du wirst sehen: Sobald du mehr langfristiges Glück in dein Leben bringst, wirst du weniger vom kurzfristigen brauchen.

KLARHEIT SCHAFFEN

Nimm dir jetzt ein paar Minuten Zeit und beantworte diese Fragen schriftlich:

Was tut dir gut und macht dich glücklich?

Was stresst dich und raubt dir Energie?

Worin bist du wirklich gut?

Was fällt dir schwer?

Wofür bist du dankbar?

Was möchtest du in deinem Leben verändern?

Was ist das Wichtigste im Leben?

Was ist an der Zeit, losgelassen zu werden?

Fragen über Fragen, mit denen wir uns in der Hektik des Alltags viel zu selten beschäftigen. Dabei sind Klarheit zu schaffen und dir deiner Selbst bewusst zu werden bereits die ersten Schritte zu deinem neuen ICH.

Selbstbewusstsein = Sich seiner Selbst bewusst sein

Das heißt im Grunde nichts anderes, als sich seiner Schwächen und Stärken bewusst zu sein, dazu zu stehen und zu wissen, was man wirklich will. Wenn es an Selbstbewusstsein mangelt, kann sich das in vielen Lebensbereichen negativ widerspiegeln: Indem du zum Beispiel fremde Bedürfnisse vor deine eigenen stellst und dein Alltag voller Stress ist, nur weil du es allen anderen recht machen willst. Oder indem du dich vielleicht nicht traust, gewisse Themen in deiner Beziehung oder im Job anzusprechen, um die Harmonie zu bewahren, obwohl du eigentlich unzufrieden bist. Auch indem du dich bei wichtigen Entscheidungen zu sehr von der Meinung anderer beeinflussen lässt und so verlernst, auf dein Bauchgefühl zu hören.

Doch wie kannst du Klarheit schaffen und dein Selbstbewusstsein stärken? In allererster Linie, indem du dir bewusstmachst, wer du selbst bist und was du wirklich willst. Lerne dich selbst richtig kennen! Jeder Mensch ist anders und hat eigene Stärken und Schwächen, die ihn ausmachen. Du bist also etwas ganz Besonderes, vergiss das nie! Fakt ist, je selbstbewusster du bist, desto mehr Selbstvertrauen hast du. Je mehr Selbstvertrauen du hast, desto mutiger bist du. Je mutiger du bist, desto eher verlässt du deine Komfortzone und kommst deinem neuen ICH einen Schritt näher.

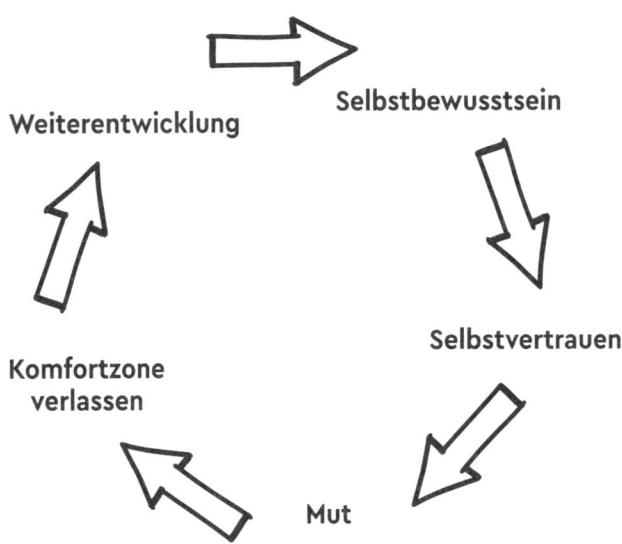

Weiterentwicklung

Selbstbewusstsein

Komfortzone
verlassen

Selbstvertrauen

Mut

SCANNER ODER TAUCHER

Die Autorin Barbara Sher beschreibt den Unterschied zwischen zwei Persönlichkeitstypen: dem Scanner und dem Taucher. Ein typischer Taucher ist auf ein ganz bestimmtes Ziel oder eine Leidenschaft fokussiert. Er taucht also tief in ein Wissensgebiet ein und beschäftigt sich leidenschaftlich mit allem, was damit zu tun hat. Somit ist ein Taucher Experte auf seinem Gebiet. Er kann zwar auch andere Hobbys haben, doch diese begeistern ihn nicht annähernd im gleichen Ausmaß wie sein auserwähltes Wissensgebiet. Ein typischer Scanner hingegen hat meist sehr viele verschiedene Interessen und Begabungen. Er kann sich deshalb schwer auf eine Sache fokussieren und braucht viel Abwechslung. Im Laufe seines Lebens entwickelt er viele Leidenschaften und wechselt daher auch beruflich öfter die Branchen.

In jedem von uns steckt wahrscheinlich sowohl ein Scanner als auch ein Taucher. Aber vielleicht kannst du dich auf Anhieb einem Typen zuordnen. Es geht nun nicht darum zu bewerten, welcher der beiden Persönlichkeitstypen der bessere ist – beide haben Vor- und Nachteile. Vielmehr geht es darum, das Selbstbewusstsein zu haben, zu erkennen,

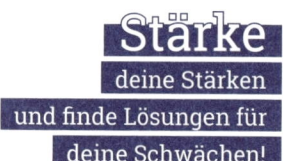

welcher man ist, und zu verstehen, dass beide Typen unterschiedliche Bedürfnisse haben. Ein Scanner mag keine starren Routinen, er braucht Freiraum, Abwechslung und Vielfalt. Ein Taucher hingegen benötigt Struktur und möchte sich meist nicht auf mehrere Dinge gleichzeitig fokussieren. Wenn wir unsere Bedürfnisse nicht erfüllen, werden wir unzufrieden und unglücklich, und das wiederum wirkt sich auf alle unsere Lebensbereiche und somit auch auf unser Gewicht, Essverhalten und unseren Lebensstil aus.

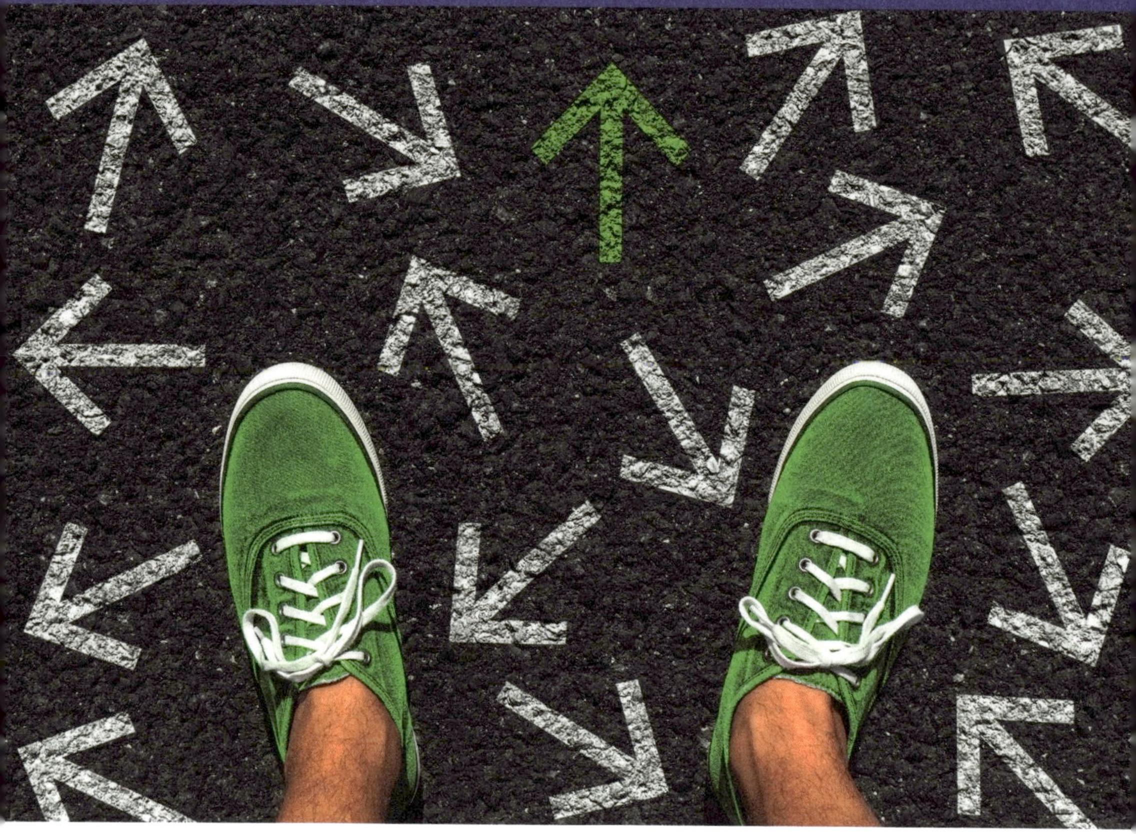

Stärke
deine Stärken
und finde Lösungen für
deine Schwächen!

Insofern finde heraus, was in dir schlummert und erlaube dir, dein Leben nach deinen Bedürfnissen zu gestalten. Das Credo lautet: Stärke deine Stärken und finde Lösungen für deine Schwächen! Konzentriere dich darauf, was du gut kannst, nimm deine Schwächen an und hole dir Unterstützung, wo welche notwendig ist. Denk daran: *nobody's perfect!*

ERHÖHE DEINE STANDARDS

„Des Glückes Tod ist der Vergleich" und trotzdem tun wir es ständig: Wir beobachten und bewerten uns und unsere Mitmenschen, um uns dann zu vergleichen. Bin ich besser oder schlechter als mein Gegenüber? Bin ich erfolgreicher? Bin ich hübscher? Je nachdem, wie das Ergebnis ausfällt, entscheiden wir dann, ob wir zufrieden oder unzufrieden mit uns, unseren Fähigkeiten und unserem Aussehen sind.

Referenzwert für jeden Vergleich ist unser Selbstwertgefühl. Menschen mit einem hohen Selbstwertgefühl halten sich für wertvoll und haben klare Grundprinzipien für sich selbst. Sie wissen, was sie für sich tolerieren und was nicht und gestalten ihr Leben danach. Sie brauchen seltener den Vergleich mit anderen, um ihren Wert zu messen.

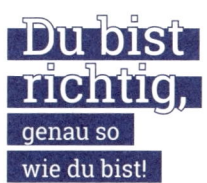

Wenn, dann vergleichen sie sich mit ihrem früheren Ich und erkennen den Fortschritt und die Entwicklung oder mit ihrem zukünftigen Ich und malen sich Ziele und Visionen aus und sind dadurch motivierter, dementsprechend zu handeln. Menschen mit einem niedrigen Selbstwertgefühl vergleichen sich häufig mit anderen, da sie ihren eigenen Wert anzweifeln. Im direkten Vergleich schneiden sie dann meist schlechter ab, weil sie sich selbst ganz unten auf der Skala sehen.

Die Unzufriedenheit mit dem eigenen Selbst, das Gefühl der Unzulänglichkeit und die Unsicherheit im Umgang mit anderen Menschen wächst.

Stell dir nun vor, du könntest dich selbst als gut genug empfinden und zwar unabhängig von jedem Vergleich. Wäre das Leben dann nicht um einiges unbeschwerter? Du darfst dich ab jetzt als wertvoll betrachten, du bist richtig, genau so wie du bist! Das hast du übrigens schon bewiesen, bevor du das Licht der Welt erblickt hast. Du kannst dich zwar nicht daran erinnern, aber schon neun Monate vor deiner Geburt hast du dich durchgesetzt, und zwar gegen 500 Millionen andere Bewerber. Du bist auf der Welt, und schon das macht dich wertvoll – nicht die Zahl auf der Waage, nicht deine Bestzeit, nicht dein Lohnstreifen und auch nicht das Auto, das in deiner Garage steht. Egal was du tust, wie du aussiehst und wie viele Titel du hast, du verlierst oder gewinnst nicht an Wert.

Sobald dir klar wird, dass deine Schwächen und Makel eigentlich *special effects* sind, die dich ausmachen, kannst du auch lernen, dazu zu stehen. In diesem Moment fängt dein echtes Leben eigentlich erst an, weil du aufhörst, jemand sein zu wollen, der du eigentlich gar nicht bist und weil du es in erster Linie nur einem Menschen recht machen willst – dir selbst! Das wirkt auch auf andere Menschen, denn Authentizität ist nun mal viel interessanter als Perfektion. Schon Steve Jobs sagte: „Deine Zeit ist begrenzt und kostbar – verschwende sie nicht damit, das Leben eines anderen zu leben."

Aus der Praxis

Sabrina ist 22 Jahre alt, hat braune, mittellange, leicht gewellte Haare und grüne Augen. Sie hat mir vor nicht allzu langer Zeit geschrieben, um einen Coaching-Termin zu vereinbaren. Sie wollte abnehmen und sich wohler in ihrer Haut fühlen. Als ich sie das erste Mal sah, war ich überrascht und traurig zugleich. Ein wunderschönes Mädchen kam zu Tür herein, normalgewichtig und kerngesund. Ihre Haltung und Körpersprache verrieten mir aber gleich, dass sie nicht dasselbe Bild von sich hatte, wie ich sie sah.

Wir lernten uns kennen und schon bald erzählte sie mir, was sie bis dahin alles versucht hatte, um abzunehmen: Diäten, Abnehmprogramme, Mahlzeitenersatzprodukte – sie hatte alles durch. Auch wusste sie genau, worauf sie verzichten müsste, um diese hartnäckigen fünf Kilo loszuwerden und ging sogar fünfmal wöchentlich joggen, aber sie schaffte es einfach nicht. Sie

verzichtete und quälte sich, aber binnen ein paar Tagen ende-
te es immer in einer Heißhungerattacke. Sabrina beschrieb sie
als eine Art Schalter, der sich im Kopf umlegt: Sie ist nicht mehr
Herr der Lage und isst viel zu viel und viel zu schnell in kurzer
Zeit. Und noch bevor sie den letzten Bissen runtergeschluckt hat,
bereut sie es und wird von ihrem schlechten Gewissen geplagt.
Sie schaut sich im Spiegel an, kneift mit zwei Fingern ihren
Bauch zusammen und entscheidet voller Scham und Selbsthass,
dass sie ab morgen wieder mit einer neuen Diät startet.
Sabrina ist absolut normalgewichtig. Gesundheitlich besteht
keine Notwendigkeit zum Abnehmen, dennoch möchte sie es.
In ihrer Vorstellung halten sie diese fünf Kilo nämlich davon ab,
glücklich zu sein. Als ich sie fragte, was sich denn für sie ändert,
wenn sie fünf Kilo weniger wiegen würde, gab sie mir zur Antwort: „Dann könnte ich mich endlich akzeptieren, wie ich bin!"
Fünf Kilo entscheiden in Sabrinas Fall also über Glück oder Un-
glück. Sie kämpft gegen ihren eigenen Körper. Ihr Elefant will
sie mit Nährstoffen versorgen und sie gesund erhalten, ihr Reiter will die letzten Fettreserven abbauen. Den Kampf gegen den
Elefanten verliert man meistens, deshalb fühlt es sich auch an,
als hätte man keine Macht mehr darüber.
Ich habe Sabrina keine Diät-Tipps gegeben, stattdessen haben
wir zusammen an ihrem Selbstwertgefühl gearbeitet. Und obwohl wir nicht mehr über Kalorien gesprochen haben, hat sich
ihr Körper verändert. Ihre Gedanken kreisten weniger ums
Essen und die Heißhungerattacken ließen nach. Elefant und Reiter begannen, als Team zu arbeiten. Sie fing an, ihren Körper anders zu behandeln und aß aus den richtigen Gründen. Und als
sie ein paar Monate später zur Tür hereinkam, strahlte sie pure
Lebensfreude und Selbstsicherheit aus. Der Unterschied war
nun, dass sie sich selbst mit den Augen sehen konnte, mit denen
ich sie schon zuvor sah.

Akzeptanz bedeutet nicht Stillstand! Du darfst natürlich an dir arbeiten, du darfst deinen Körper verändern und abnehmen, wenn du das möchtest. Du hast es verdient, dich wohl in deinem Körper zu fühlen und darfst alles Notwendige dafür tun, unabhängig davon, was jemand anderer davon hält. Doch arbeite gleichzeitig auch daran, dich anzunehmen, so wie du bist. Jede positive Veränderung beginnt nämlich mit der Akzeptanz dessen, was gerade ist. Alles, was du bisher erlebt und getan hast, hat dich zu dem gemacht, was du heute bist. Jede Erfahrung war wertvoll und hat zu deiner Entwicklung beigetragen.

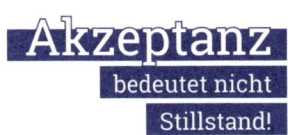

Ich weiß, dir fällt es womöglich schwer, deinen Körper zu akzeptieren, wenn du dich gerade unwohl in deiner Haut fühlst. Akzeptanz bedeutet allerdings nicht, dass du die momentane Situation gutheißen musst. Es bedeutet ebenso wenig, dass es so bleiben wird und du dich mit weniger zufriedengeben musst, als du dir wünschst. Akzeptanz bedeutet lediglich, dass du die jetzige Situation annimmst und damit Druck abbaust. Druck erzeugt nämlich Gegendruck und Stress. Für deine Reise brauchst du aber weder das eine noch das andere, sonst wird es sich eher wie ein Kampf oder Zwang anfühlen. Unter Druck und Stress wirst du zwar vielleicht dein Wunschgewicht erreichen, das innere Gefühl der Unzulänglichkeit verschwindet dadurch jedoch nicht. Das Gewicht wirst du so nur schwer halten können oder es wird ein neuer Wunsch aufkommen. Der ungesunde Drang nach Selbstoptimierung hört erst auf,

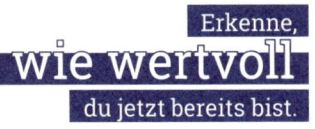

wenn du erkennst, wie wertvoll du jetzt bereits bist. Es klingt vielleicht paradox, aber was durch Mangel an Akzeptanz entstanden ist, kann nicht ohne Akzeptanz geheilt werden.

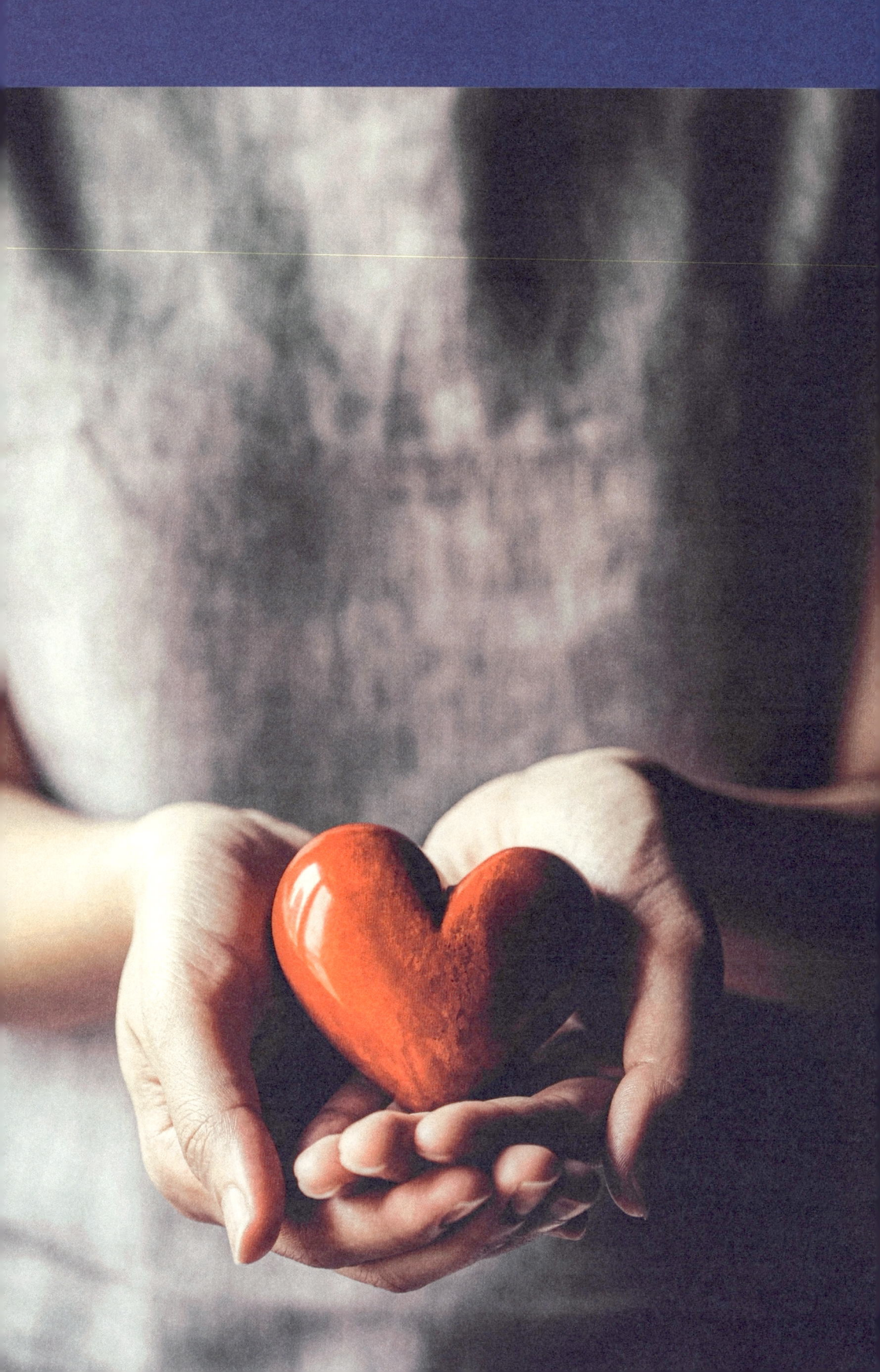

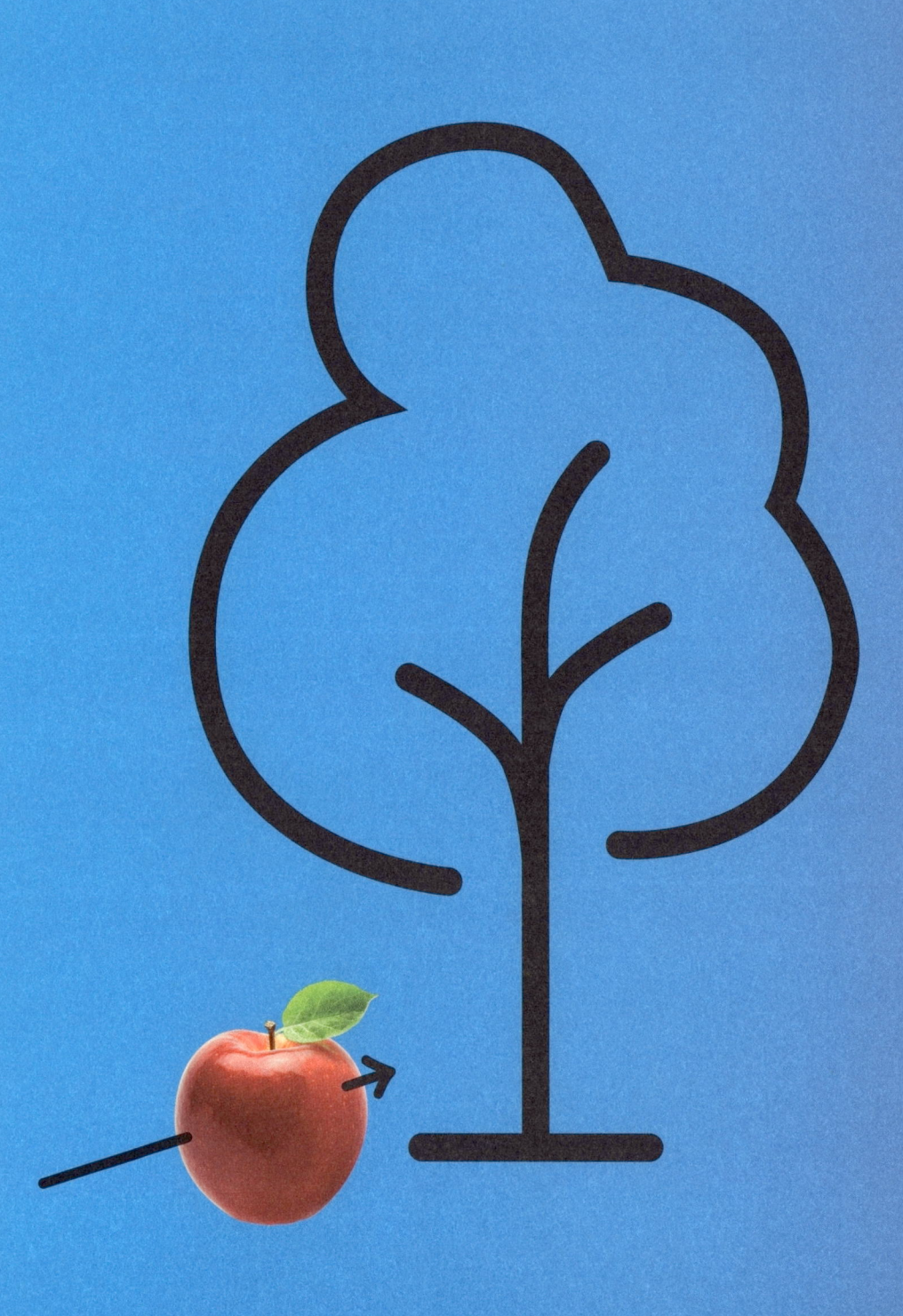

Take action

DREAM BIG

Du hast Verantwortung für dich selbst übernommen, Klarheit geschaffen und verstanden, dass du sowohl Reiter als auch Elefant für die Erreichung deiner Ziele brauchst. Jetzt wird es Zeit, darüber nachzudenken, wo die Reise hingehen soll. Hand aufs Herz – kannst du dir dich selbst in gesund, schlank und fit vorstellen? Hast du ein konkretes Bild vor Augen, wenn du diese Zeilen liest? Siehst du dich schon jetzt aus der Vogelperspektive, wie du dastehen wirst, wenn du dein Ziel erreicht hast? Wenn du diese Fragen nicht mit einem eindeutigen „HELL YES!" beantworten kannst, hast du keine Chance, dieses Ziel auch zu erreichen. Elefant und Reiter müssen schließlich beide das Ziel kennen, das sie ansteuern sollen.

Was du folglich brauchst, ist eine klare Vision von deinem neuen ICH und bedingungsloses Vertrauen in dich selbst. Wenn du nicht an dich glaubst, wer soll es dann tun? Lass es mich in den Worten von Henry Ford ausdrücken: „Ob du denkst, du kannst es, oder du kannst es nicht: Du wirst auf jeden Fall recht behalten."

Bedingungsloses **Vertrauen** in dich selbst.

Du hast deine Vision schon längst in dir, du hast dir bis jetzt nur nicht die Chance gegeben, ihr auch zu folgen. Nimm dir jetzt ein paar Minuten Zeit. Schließe deine Augen und male dir in deinem Kopf ein buntes Bild aus: Wo siehst du dich in einem Jahr? Wo bist du? Welche Menschen umgeben dich? Wie siehst du aus und was strahlst du aus? Woran erkennst du, dass du deine Ziele erreicht hast? Stell dir das Bild so detailliert und lebendig wie möglich vor und spüre, wie sich jede Zelle deines Körpers darauf freut, genau das zu erreichen. Dieses Bild ist ab heute dein Nordstern, der dir bewusst und

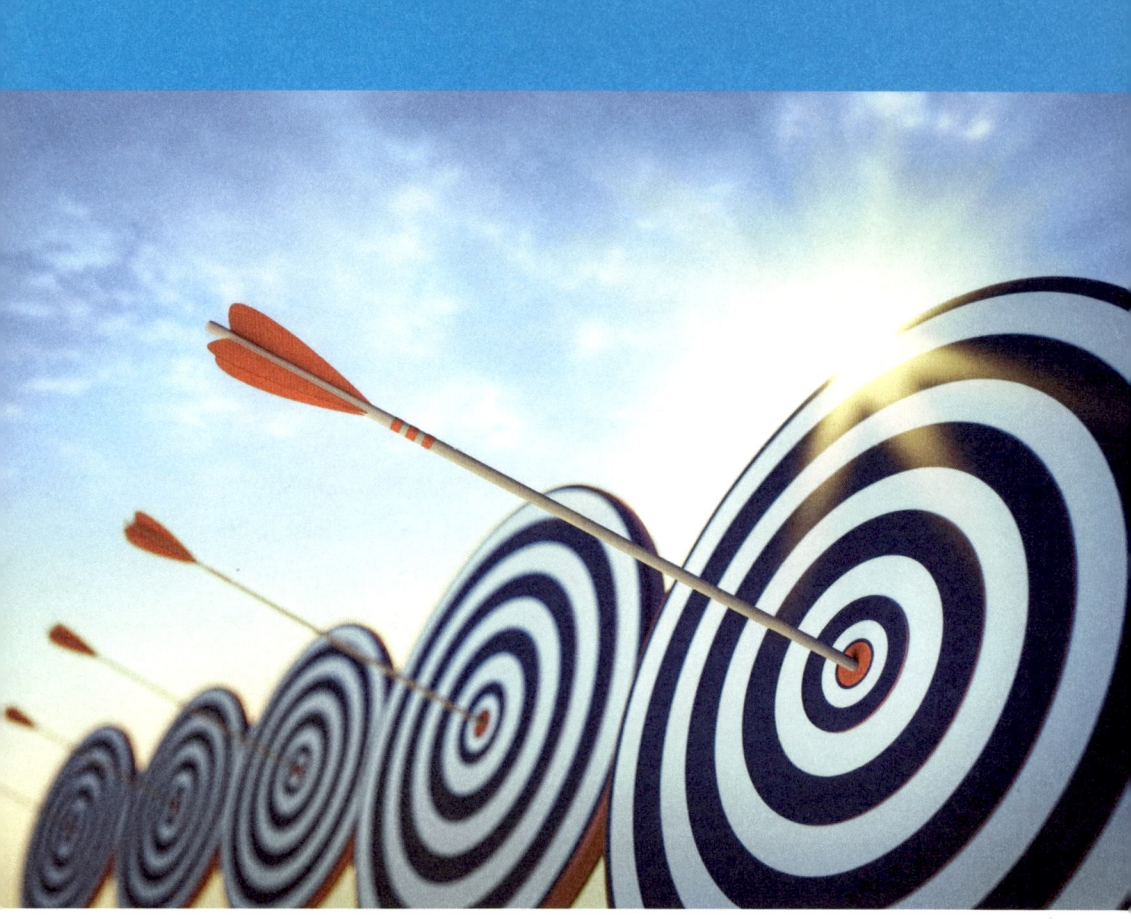

unterbewusst deinen Weg weist. Wann immer du auf deiner Reise an eine Kreuzung kommst und dir nicht sicher bist, welche Abzweigung die richtige ist, denk an deinen Nordstern. Jede Hürde auf dem Weg dorthin wirst du meistern, weil du zu 100 Prozent bereit bist, diesen Weg zu gehen und du dich schon am Ziel siehst. Selbst wenn du dich auf deinem Weg einmal verlaufen solltest oder sich das Ziel im Laufe der Zeit ändert, kannst du darauf vertrauen, dass du den Weg wiederfinden wirst. Und wie heißt es so schön: „Umwege erhöhen die Ortskenntnis." Also sei gespannt darauf, wem oder was du alles auf deiner Reise begegnen wirst.

SET GOALS

Du hast nun die Vision von deinem neuen ICH. Reiter und Elefant wissen wo du hinwillst und was auf dich wartet. Damit du deiner Vision Schritt für Schritt näher kommst, brauchst du als Nächstes einen Plan.

Du kennst sicher den Spruch: „Nur wer sein Ziel kennt, findet den Weg". Deshalb ist es wichtig, dass du dir nicht nur vorstellen kannst, wie es sein wird, wenn du es erreicht hast, sondern dass du dich auch damit auseinandersetzt, wie du dahin kommst. Eines muss dir klar sein: Du wirst deine Komfortzone auch mal verlassen, denn die Erreichung mancher Ziele hat einen hohen Preis. Bist du bereit, diesen zu bezahlen? Sei realistisch und ehrlich zu dir! Entscheide selbst, ob deine Vision ein unerfüllter Wunsch bleibt oder zu einem greifbaren Ziel wird.

Sei realistisch und ehrlich zu dir!

Eigentlich weißt du ja, wie es funktioniert. Blicke auf dein Leben zurück: Du hast bestimmt schon einige kleine und große Ziele erreicht. Wie hast du das gemacht? Bei manchen Zielen hattest du vielleicht einen genauen Plan und dir jeden einzelnen Schritt überlegt. Manche Ziele hingegen hast du erreicht, ohne vorher zu wissen, wie der Plan aussieht. Etwas jedoch ist wichtig: Deine Sehnsucht und deine Begeisterung fürs Ziel müssen groß genug sein! Denn wenn du etwas wirklich willst, findest du immer einen Weg.

Ich setze mir selbst auch kleine und große Ziele, auf die ich hinarbeite. Dadurch motiviere ich mich und entwickle mich ständig weiter. Sich konkrete Ziele zu setzen kann also helfen, den Reiter zu aktivieren sowie den Elefanten zu überzeugen und ermöglicht dir dadurch langfristig, deiner Vision schrittweise näherzukommen. Aber ich habe in den letzten Jahren etwas Wichtiges dazugelernt: Zielarbeit hat auch seine Schattenseiten. Wenn wir uns zu sehr auf das fokussieren, was in der Zukunft auf uns wartet, verpassen wir vielleicht das, was in der Gegenwart passiert. Wir sehen das, was wir haben wollen, erkennen jedoch nicht mehr, was wir bereits haben. Sätze und Gedanken wie die folgenden begleiten uns andauernd:

„Wenn ich mal die fünf Kilo abgenommen habe …"

„Sobald ich dann befördert werde …"

„Wenn ich dann das neue Auto besitze …"

Was ist dann? Bin ich dann glücklicher? Werde ich dann endlich von anderen Menschen geschätzt und anerkannt? Habe ich dann endlich das Gefühl, angekommen zu sein? Frage dich zunächst, warum du dein gesetztes Ziel überhaupt erreichen möchtest. Was erhoffst du dir davon? Möchtest du fünf Kilo abnehmen, um gesünder, fitter und proaktiver durchs Leben zu gehen oder möchtest du das Gewicht loswerden, um endlich das Gefühl zu haben, liebenswert genug oder in deinen Augen perfekt zu sein? Möchtest du die Beförderung erhalten, weil du für deinen Job brennst und dich nach mehr Verantwortung sehnst, oder damit du von außen das Lob und den Zuspruch bekommst, den du dir sonst selbst nicht zugestehst? Hättest du das neue Auto gerne, weil es dir wahre Freude bringt oder weil es deinen sozialen Status ein wenig anhebt?

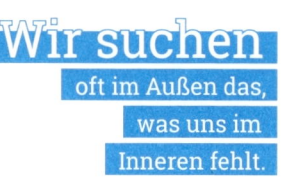

Wir suchen oft im Außen das, was uns im Inneren fehlt.

Wir suchen oft im Außen das, was uns im Inneren fehlt und sind derart mit unserer zukünftigen, perfekten Vision beschäftigt, dass wir uns im Jetzt vergessen. Sich Ziele zu setzen tut also nur gut, wenn uns bereits der Weg dahin guttut und wenn unser wahrer Grund von innen und nicht nur von außen kommt. Im Grunde geht es gar nicht um das Ziel an sich, sondern um den Weg, der dich erfüllt und dich wachsen lässt. Dein Ziel motiviert den Reiter und überzeugt den Elefanten in dir zu starten, doch das, was eigentlich zählt, ist der Weg dorthin. Wenn wir uns zu sehr auf das Ziel fokussieren, geht etwas Wichtiges verloren: die Freude am Tun. Wir sehen nicht mehr das, was wir haben, sondern nur mehr das, was uns fehlt.

Wir genießen nicht mehr das, was da ist, sondern vermissen nur mehr das, worauf wir warten.

Dabei sind wir am glücklichsten, wenn wir mit den Gedanken voll und ganz bei dem sind, was wir gerade tun. Stress und Unzufriedenheit entstehen nämlich immer erst dann, wenn wir vom Moment abdriften und uns Gedanken über die Vergangenheit oder die Zukunft machen. Das Beste, was du tun kannst, um Zufriedenheit zu spüren, ist also nicht das Streben nach dem „Ankommen" oder der „Zielerreichung", sondern das Schätzen des Jetzt und die Freude am Prozess.

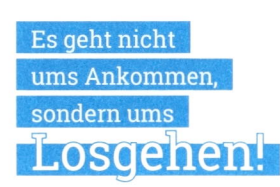

Es geht nicht ums Ankommen, sondern ums Losgehen! Du wirst nie ankommen! Ankommen bedeutet nämlich Stillstand. Überleg mal: Willst du wirklich stillstehen?

INTRINSISCHE VS. EXTRINSISCHE MOTIVATION

Das Wort „Motivation" leitet sich vom lateinischen *movere* (= „bewegen, antreiben") ab. Motivation versetzt den Menschen in Aktion und ist Grund für eine Handlung. Es gibt zwei Arten: die extrinsische und die intrinsische Motivation. Wie die Worte vermuten lassen, kommt die extrinsische Motivation von außen, die intrinsische aus dem Inneren. Beide Motivationen können negativ (z. B. mit Ängsten, Unsicherheiten, Schmerzen) und positiv (z. B. mit Belohnung, Liebe, Anerkennung) wirken. Grundsätzlich werden wir also durch zwei treibende Kräfte zum Handeln bewegt, entweder, um Schmerz zu vermeiden oder um Freude zu erfahren.

Hier ein Beispiel: Intrinsische Motivation würde bedeuten, dass du dich proaktiver ernährst, weil du merkst, dass dein Wohlbefinden, dein Selbstwertgefühl, deine Leistungsfähigkeit und deine Gesundheit davon profitieren. Die extrinsische Motivation wäre hingegen, dass du dich proaktiver ernährst, um eine Belohnung zu erhalten. Beispielsweise

Anerkennung von deiner Familie oder ein verbessertes Aussehen, weil du deinem Partner gefallen willst. Eine extrinsische Motivation kann auch durch eine außenstehende Person ausgelöst werden, zum Beispiel durch mich als deinem Coach.

Die extrinsische Motivation ist meistens der erste Auslöser für eine Verhaltensänderung. Das Problem dabei ist jedoch, dass diese normalerweise nur für einen begrenzten Zeitraum anhält und dass sie an deine Willensstärke gekoppelt ist. Sie hilft uns in kurzen Phasen wie beispielsweise Abschlussarbeiten oder Diäten. Doch sie hält nicht ewig an, und der Belohnungsreiz sinkt nach einer gewissen Zeit. Wir brauchen immer mehr Belohnung, um die gleiche Menge an Arbeit zu vollziehen. Die extrinsische Motivation, die durch mich oder dieses Buch, deinen Partner oder deine Familie ausgelöst wird, ist zwar in der Anfangsphase sehr wertvoll und kann wahre Wunder bewirken, hält jedoch nicht langfristig an. Nur wenn du auch eine innere Motivation findest, ist es möglich, dein Gewicht langfristig zu halten. Voraussetzung ist deshalb, dass du deine gesetzten Ziele zu 100 Prozent willst und dass du erkennst, welche Vorteile du daraus ziehst. Geschieht es nicht aus deiner inneren Überzeugung, kann es nicht dauerhaft funktionieren, weil Reiter und Elefant nicht beide am selben Strang ziehen.

> Die extrinsische Motivation ist meistens der erste **Auslöser** für eine Verhaltensänderung.

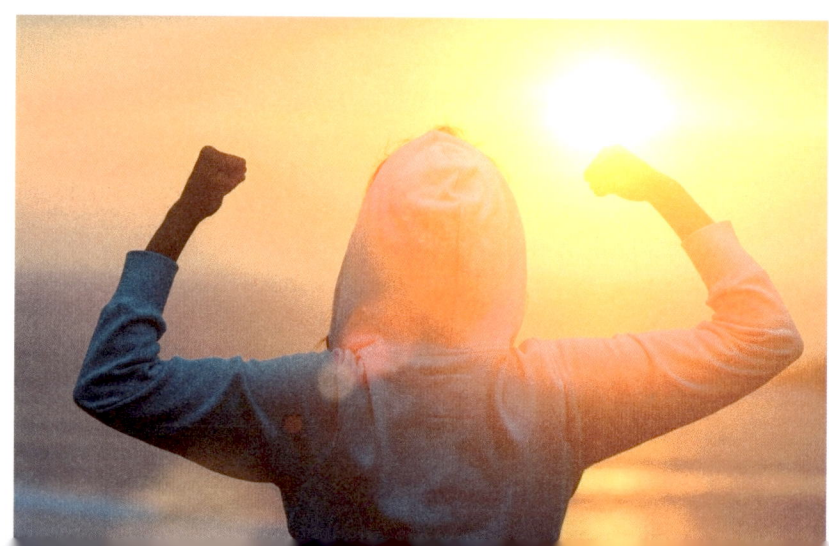

Aus der Praxis

Felix ist 18 Jahre alt, leicht übergewichtig und kam mit seiner Mutter zu mir ins Coaching. Wie immer, wenn ein neuer Coachee zu mir kommt, fragte ich, was ihn zu mir führe. Doch noch bevor er ein Wort sagen konnte, grätschte ihm seine Mutter ins Wort. Sie fing an zu reden und ließ ihm nicht die Möglichkeit, seine Geschichte selbst zu erzählen. Er saß einfach da, hörte zu und nickte. Sie hatte genaue Vorstellungen davon, was Felix verändern sollte. Sie selbst war sportlich und schlank und konnte nicht verstehen, warum er Gewichtsprobleme hatte. Sie versuchte ihn auch schon seit Jahren für Gemüse und Sport zu begeistern, doch bislang ohne Erfolg. Sie hatte ihn in verschiedenen Fitnessstudios angemeldet, einige Diäten mit ihm zusammen ausprobiert und sogar einen Personal Trainer organisiert, aber nichts schien er auf Dauer umzusetzen.

„Johanna, du bist die letzte Chance! Ich weiß nicht mehr weiter, ich habe alles probiert", waren ihre Worte. Ich sah Felix an, erkannte die Scham in seinem Gesicht und das Erste, was ich darauf sagte, war: „Toll, dass du Felix so unterstützt und hierher begleitet hast. Wir werden ab jetzt unter vier Augen weiterarbeiten". Und als ich allein mit ihm war, konnte ich ihm endlich die einzig richtige Frage stellen: „Felix, was willst DU eigentlich?"

Der Mensch ist ein Gewohnheitstier

DER COMPOUND-EFFEKT

Hast du schon mal vom Compound-Effekt gehört? Als ich das erste Mal davon gelesen habe, hat er mich ziemlich zum Nachdenken gebracht und mein Leben schlussendlich nachhaltig verändert. *„The secret of your future is hidden in your daily routine."* Diesen Satz haben wir wohl alle schon einmal gehört, aber die Wenigsten haben ihn wahrscheinlich wirklich ernst genommen. Darren Hardy beschreibt in seinem Buch *The Compound Effect* im Grunde genau dieses Phänomen, dass viele kleine, positive Gewohnheiten mit der Zeit eine große Veränderung bewirken. Wir setzen das Wort „Veränderung" meistens gleich mit „Aufwand" oder „Anstrengung". Das ist so, weil wir immer alles von jetzt auf gleich haben wollen. In vier Wochen zehn Kilo verlieren, in acht Wochen zur Bikinifigur oder in sechs Wochen zum Marathonläufer.

Erfolgreiche Menschen, die ihre Ziele erreichen und ihren Traum leben, inspirieren uns. Jedoch sehen wir dabei lediglich die Ergebnisse und nicht den steinigen und langen Weg dahin. Wir wollen die gleichen Erfolge, wissen aber oft gar nicht, was der Preis dafür ist. Dadurch setzen wir uns unrealistische Ziele, die wir in der geplanten Zeit nicht erreichen können. Das Gefühl des Versagens ist vorprogrammiert, das Frustrationsniveau steigt und Gedanken wie „Ich habs gewusst: Ich werde es nie schaffen!", nisten sich in unseren Köpfen ein. Diese Gedanken steuern unterbewusst unsere zukünftigen Handlungen. Wir handeln so, als könnten wir sowieso niemals schlank, gesund und fit sein und passen

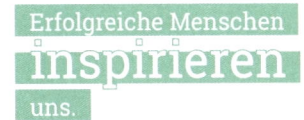

Erfolgreiche Menschen **inspirieren** uns.

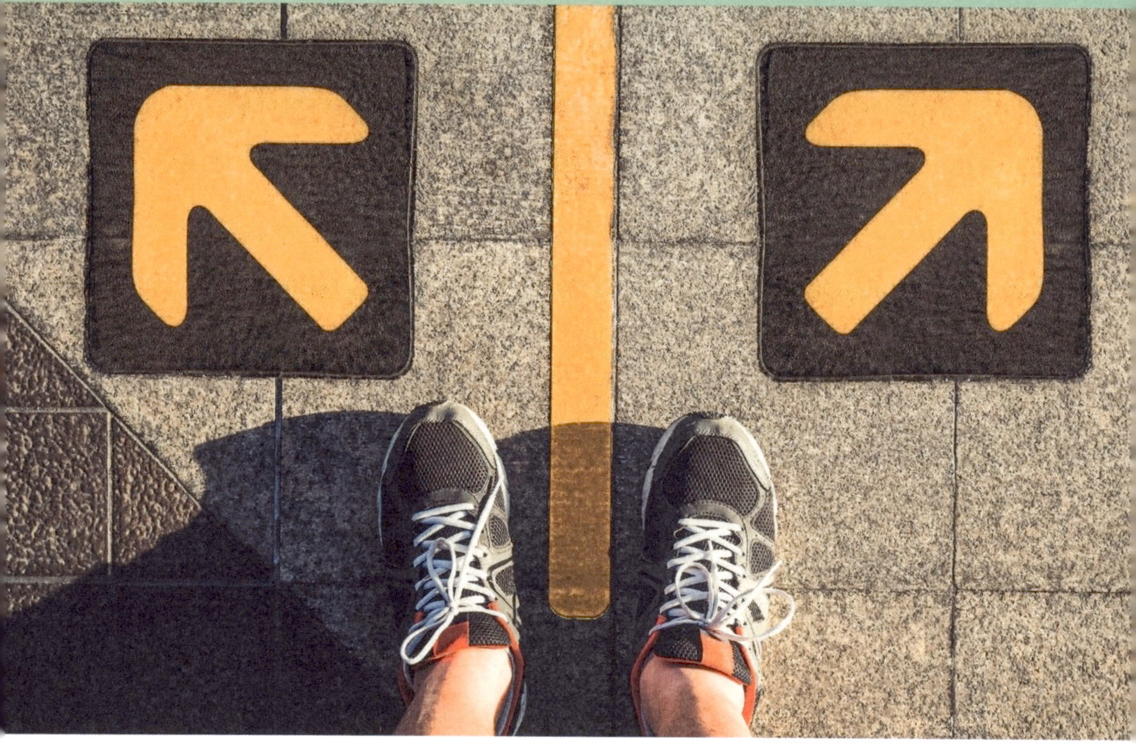

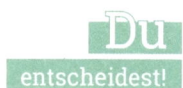

unseren Lebensstil daran an, ganz nach dem Motto „Jetzt ist es sowieso schon egal".

Du entscheidest!

Doch so muss es nicht ablaufen, denn du kannst den Compound-Effekt für dich nutzen. Nehmen wir ein Beispiel: Stell dir vor, heute ist Tag X. Ab heute kann dein Leben in zwei Richtungen verlaufen, du entscheidest!

Möglichkeit 1

Ab heute fährst du jeden zweiten Tag mit dem Fahrrad zur Arbeit und lässt dein Auto stehen. Außerdem fängst du an, dich in deiner Freizeit zu bewegen. Du triffst dich zwei Mal in der Woche mit einem Freund oder einer Freundin zum Sport. Du machst keine Diät, sondern achtest lediglich darauf, was auf deinem Teller landet und hörst auf dein Hunger- und Sättigungsgefühl. Süßigkeiten und Alkohol sind nicht die Regel, sondern die Ausnahme.

Möglichkeit 2

Du fährst jeden Tag mit dem Auto zur Arbeit. Du verbringst deinen Arbeitstag sitzend am Schreibtisch. Anstatt dich nach der Arbeit zu bewegen, triffst du dich mit Freunden in deiner Lieblingsbar und trinkst 1–2 Gläser Wein oder eine heiße Schokolade. Abends bist du mental zwar müde und ausgelaugt, körperlich aber noch fit und unausgeglichen. Etwas fehlt dir. Auf der Couch greifst du deshalb öfter mal in die Chipstüte oder sehnst dich nach einem Stück Schokolade, um ein kurzfristiges Gefühl der Zufriedenheit zu bekommen.

Drei Jahre vergehen. Du bist immer noch du, aber ob du dich an Tag X für die erste oder die zweite Möglichkeit entschieden hast, hat nun gravierende Auswirkungen:

Möglichkeit 1

Du fühlst dich wohl in deinem Körper. Deine Haut ist rein und strahlend. Du schläfst nachts gut und startest energiegeladen in den Tag. Dein Körper ist straffer und kräftiger. Bewegung macht dir Spaß und dient als Ausgleich. Du läufst zwar keinen Marathon, aber du gestaltest deine Wochenenden aktiv, weil es dir Freude bringt.

Möglichkeit 2

Du hast im Laufe der Jahre sechs bis sieben Kilo zugenommen, du fühlst dich körperlich nicht ganz fit und meidest deshalb weiterhin jede Art von körperlicher Anstrengung. Du schläfst abends schlecht ein und kommst am Morgen nicht leicht aus dem Bett. Du fühlst dich nicht mehr ganz so wohl in deinem Körper. Dein Selbstbewusstsein und deine Lebensqualität leiden darunter.

Erkennst du nun, was ich dir mit dem Compound-Effekt erklären möchte? Es sind tägliche, kleine Entscheidungen, die langfristig viel bewirken. Heute kann Tag X für dich sein. Der Tag, an dem du dich bewusst für die erste Möglichkeit entscheidest und du dadurch dein Leben nachhaltig veränderst.

ACHTSAM ESSEN – ACHTSAM LEBEN

Dein Reiter und dein Elefant – also Bewusstsein und Unterbewusstsein – steuern all deine Lebensbereiche, auch deine Ernährung. Wenn der Elefant dein Essverhalten reguliert, denkst du nicht bewusst darüber nach, was und wie viel zu isst. Du folgst eher deiner Intuition und isst das, was sich im Moment gut anfühlt. Steuert hingegen der Reiter dein Essverhalten, ist es sehr bewusst und geplant. Der Elefant wählt eher das, was schmeckt, gut aussieht und Glücksgefühle auslöst und denkt nur an das Hier und Jetzt. Der Reiter wählt hingegen eher Nahrung, die deiner Gesundheit und deiner Figur guttut und denkt an morgen.

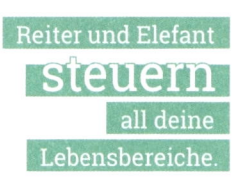
Reiter und Elefant **steuern** all deine Lebensbereiche.

Das Essverhalten von Kindern ist zum Beispiel sehr vom Elefanten gesteuert, je älter wir werden und je mehr Diäterfahrung wir sammeln, desto mehr kommt der Reiter mit ins Spiel. Es scheint, als gäbe es nicht sehr viele Menschen, deren Essverhalten im Erwachsenenalter vom Elefanten und vom Reiter gemeinsam gesteuert wird. Diese Menschen essen nämlich, wenn sie Hunger haben und hören auf, wenn sie angenehm satt sind. Sie wählen das, was ihnen guttut, kennen ihren eigenen Körper und ihre Bedürfnisse und nutzen das Essen nicht als Kompensationsstrategie. Sie sind natürlich schlank.

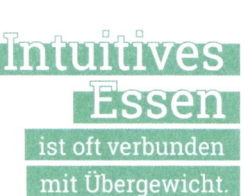
Intuitives Essen ist oft verbunden mit Übergewicht.

Leider kommt das sehr selten vor, denn in der Überfluss- und Konsumgesellschaft, in der wir leben, ist intuitives Essen oft verbunden mit Übergewicht und Zivilisationskrankheiten. Die Werbung und das Überangebot der Lebensmittelindustrie sowie der Diätmarkt haben uns verlernen lassen, auf unseren Elefanten zu vertrauen.

Außerdem koppelt das Unterbewusstsein essen oft an gewisse Emotionen, sodass wir nicht nur essen, wenn wir Hunger haben, sondern auch, wenn andere Emotionen aufkommen, aber dazu später mehr.

Wenn hingegen der Reiter die Macht hat und der Elefant unterdrückt wird, resultiert daraus ein sehr kontrolliertes Verhalten. Du wirst zwar gesund essen und normalgewichtig sein, Genuss, Spaß und Leichtigkeit gehen dabei aber oft verloren. Gerade Menschen, die nicht mehr auf ihren Elefanten vertrauen, klammern sich an den Reiter. Sie haben permanent Angst, die Kontrolle zu verlieren und zuzunehmen, wenn sie ihrer Intuition folgen. Die dünnen Dicken zum Beispiel, das sind Personen, die zwar physiologisch normalgewichtig sind, ihr Gewicht aber nur durch strikte Reglementierung halten können. Dafür brauchen sie täglich sehr viel Willenskraft und Disziplin, was es anstrengend macht. Dünne Dicke haben deshalb auch ständig Angst, die Kontrolle zu verlieren und zuzunehmen und mögen gar nicht, wenn etwas nicht nach Plan läuft.

Das Ziel sollte es sein, Elefant und Reiter zu vereinen. Das bedeutet, wieder zu lernen, dem Elefanten zu vertrauen und gleichzeitig das Wissen des Reiters zu nutzen, um positive, intrinsisch motivierte Gewohnheiten zu schaffen, die dich gesund und fit halten. Genau hier kommt die Achtsamkeit ins Spiel: Achtsam sein bedeutet nichts anderes, als etwas bewusst wahrzunehmen und es dann neutral und urteilsfrei zu bewerten.

Normalerweise folgt auf ein Ereignis oder einen Reiz eine unmittelbare Reaktion. Unser ganzer Alltag ist voll solcher Reiz-Reaktions-Ketten. Ein Reiz löst dabei automatisch eine gewisse Reaktion aus, und indem sich dieser Ablauf öfter wiederholt, wird er zur Gewohnheit. Die Reiz-Reaktions-Kette brennt sich in dein Gehirn ein und ist nur schwer wieder zu löschen. Nachfolgend einige Beispiele:

Unser Alltag ist voller **Reiz-Reaktions-Ketten.**

Reiz	Reaktion
07.00 Uhr	Nutellabrot essen und Kaffee trinken
Pause mit Kollegen am Arbeitsplatz	Kaffee trinken
Magenknurren	Anfangen zu essen
Magendehnung	Aufhören zu essen
Ende einer Mahlzeit	Ein Stück Schokolade als Abschluss genießen
Stress	Eine Zigarette rauchen
Netflix-Serie auf der Couch	Eine Packung Chips verdrücken
Langeweile	In den Kühlschrank schauen

Manche dieser Reiz-Reaktions-Ketten sind gut für dich, andere weniger. Manche verbindest du mit gewissen Uhrzeiten, Menschen oder bestimmten Aktivitäten, andere eher mit Gefühlen und Emotionen. Mit Achtsamkeit gelingt es dir herauszufinden, welche Reaktionen dir guttun und welche nicht. Sie schiebt sich wie ein Puffer zwischen den Reiz und die Reaktion. Dadurch kannst du die Situation neutral bewerten, eine bewusste Entscheidung treffen und dementsprechend reagieren. So bist du nicht mehr Opfer deiner Gewohnheiten.

In der Hektik des Alltags ist es nicht einfach, mehr Achtsamkeit in dein Essverhalten zu bringen. Doch du kannst es trainieren. Dein Empfinden gegenüber deinem Hunger-Sättigungs-Mechanismus wird sensibler und du lernst, mit deinen Emotionen souveräner umzugehen. Durch Achtsamkeit übst du, deine Gewohnheiten zu hinterfragen und

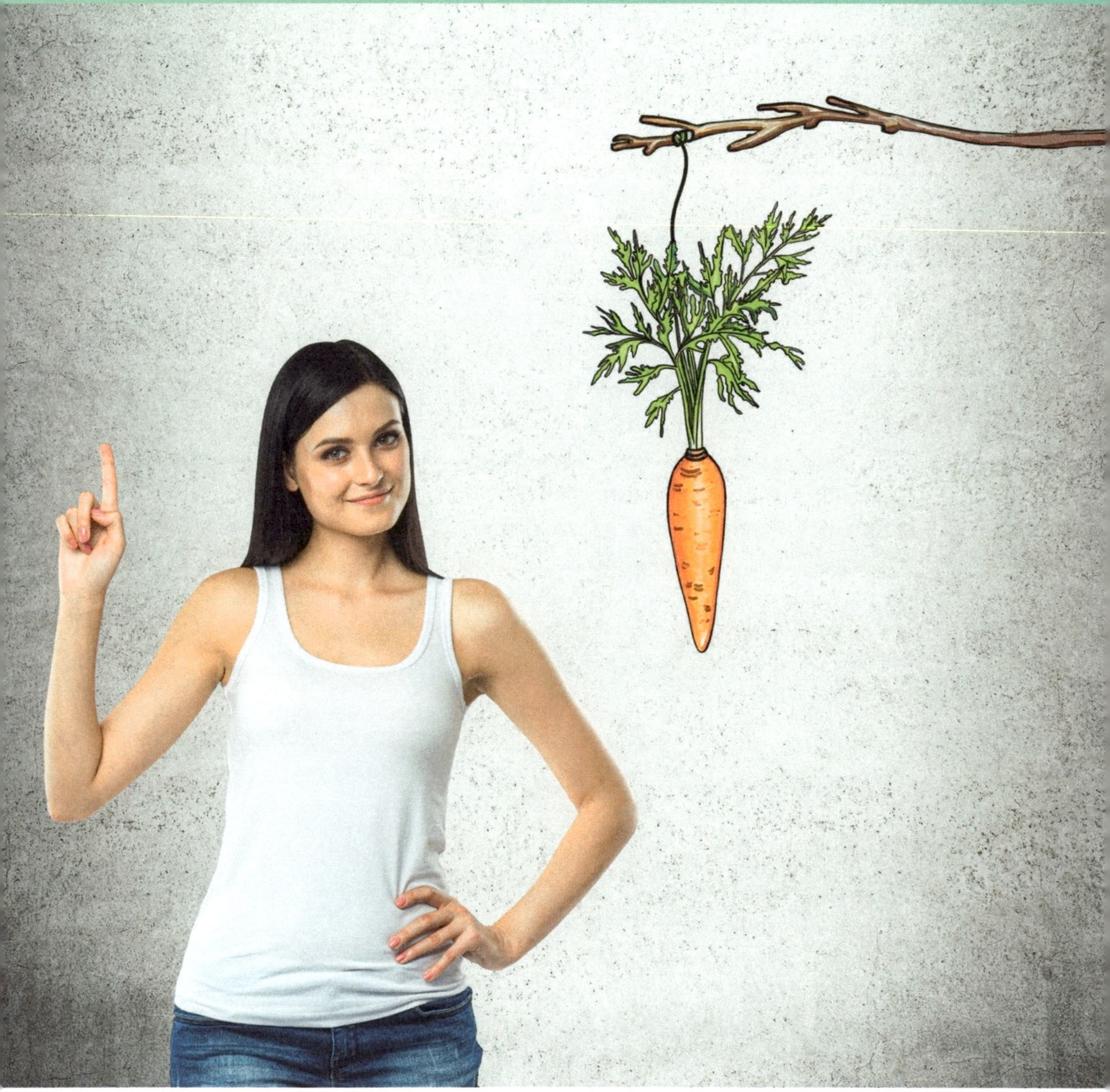

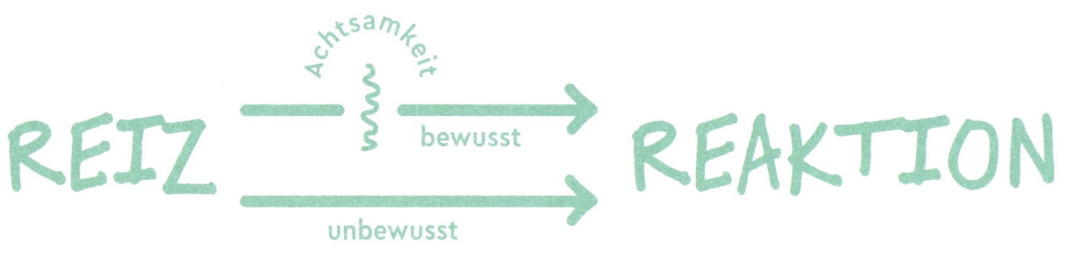

REIZ ———— REAKTION

Achtsamkeit

bewusst

unbewusst

erlangst so die Macht, sie zu verändern. Versuche folgende Fragen für dich zu beantworten, sodass du erkennst, welche Gewohnheiten du verändern möchtest.

Wann esse ich? Habe ich fixe Essenszeiten?

Warum esse ich? Welche Motive stehen hinter meinem Essverhalten?

Was tut mir gut, was nährt mich?

Wie und wo bemerke ich Hunger?

Esse ich ohne Hunger? Wenn ja, warum?

Wie merke ich, dass ich ohne Hunger esse? Wie unterscheidet sich essen bei Hunger und essen ohne Hunger?

Wie und wo merke ich, dass ich satt bin?

Welche Gedanken und Gefühle verbinde ich mit essen?

UNSER GEHIRN LIEBT GEWOHNHEITEN

Du weißt ja bereits, dass unser Gehirn es liebt, Dinge zu automatisieren und Gewohnheiten daraus zu machen. Routine erfordert deutlich weniger Aufwand, als Neues zu erlernen. Gewohnheiten sind Reiz-Reaktions-Ketten, die uns den Alltag erleichtern. Sie sind sozusagen das Energiesparprogramm unseres Gehirns und werden von unserem Elefanten gesteuert. Je mehr Gewohnheiten und Routinen du in deinem Alltag hast, desto mehr Energie und Willensstärke sparst du.

Denk an deine übliche Morgenroutine. Wahrscheinlich sieht jeder Morgen, an dem du regulär zur Arbeit gehst, relativ ähnlich aus – das ist bei mir genauso. Mein Wecker klingelt immer zur gleichen Uhrzeit, ich stehe auf und gehe direkt ins Bad. Danach koche ich mir einen Kaffee und bereite mein übliches Frühstück zu. Währenddessen lese ich noch ein paar Seiten eines Buches oder höre einen Podcast. Dann ziehe ich mich an und starte ins Büro.

Vor ein paar Wochen habe ich mir vorgenommen, meine Morgenroutine zu verändern. Ich sitze den ganzen Tag am Schreibtisch, weshalb ich mir überlegt habe, schon vor dem Frühstück Yoga zu machen. Dafür muss ich zwar 20 Minuten früher aufstehen, aber ich bin überzeugt, dass ich dadurch noch besser in den Tag starte. Also habe ich es mir zum Ziel gesetzt und meine intrinsische Motivation geweckt.

Die ersten zwei Tage klappte es mühelos, ich war ja schließlich hoch motiviert. An den darauffolgenden Tagen fiel es dann schon etwas schwerer. Die Anfangsmotivation klang ab und mein Elefant sehnte sich nach seiner alten Routine. Neue Gewohnheiten zu etablieren kostet sehr viel Energie, selbst wenn die Motivation intrinsisch ist. Und gerade früh am Morgen, wenn die Zeit recht begrenzt ist, sehnt sich unser Gehirn nach Routine und Stabilität. Ich habe es dennoch durchgezogen, das

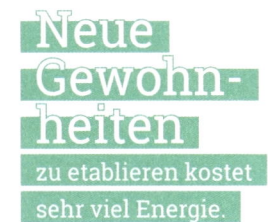

Neue Gewohnheiten zu etablieren kostet sehr viel Energie.

habe ich meinem Reiter zu verdanken. Ich habe mich in den ersten drei bis vier Wochen strikt daran gehalten, auch wenn es mir an manchen Tagen sehr schwer fiel. Aber schließlich weiß ich, wie unser Gehirn funktioniert und dass die ersten Wochen aufwendig sind, sich aber relativ schnell ein Automatismus entwickelt, wenn ich dranbleibe. Und so war es am Ende auch: Bereits nach Woche vier wanderte ich vom Bett ganz selbstverständlich zur Yogamatte. Es fiel mir von Mal zu Mal leichter und ich hatte immer mehr Freude daran. Mein Elefant übernahm das Ruder, weil ich ihn zu Beginn davon überzeugte, dass ich das wirklich will und ich die Tätigkeit dann so lange wiederholte, bis er sie in sein Verhaltensprogramm aufnahm.

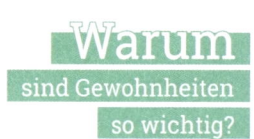

Warum sind Gewohnheiten so wichtig? Nun ja, Willenskraft ist, wie bereits erwähnt, eine begrenzte Ressource, die uns bei kurzfristigen Herausforderungen hilft. Langfristig tut es aber nicht gut, wenn wir permanent kontrolliert und diszipliniert sein müssen. Das Gute an Gewohnheiten ist, dass sie weder Disziplin noch Kontrolle brauchen, da sie automatisch ablaufen.

Wichtig ist allerdings auch, dass dein Elefant nicht zwischen einer guten und einer schlechten Gewohnheit unterscheidet. Das Unterbewusstsein nimmt einfach konditionierte Verhaltensmuster in sein Programm auf. Das heißt, Gewohnheiten können sowohl Freund als auch Feind sein. Gute Gewohnheiten sind zum Beispiel regelmäßig Sport zu machen, zu jeder Mahlzeit Gemüse zu essen oder täglich zwei Liter Wasser zu trinken. Für deine Gesundheit schlechte Gewohnheiten sind rauchen, den Kaffee mit viel Zucker zu trinken oder jeden Abend auf der Couch Chips zu essen. Besonders erfolgreiche, gesunde und proaktive Menschen unterscheiden sich vom Rest, weil sie viel mehr gute als schlechte alltägliche Gewohnheiten haben.

Damit dein Alltag also proaktiver wird und du deine gesetzten Ziele erreichst, ist es an der Zeit, deine Gewohnheiten achtsam zu reflektieren. Denk an den Compound-Effekt, es sind deine täglichen Handlungen, die dein Leben schlussendlich verändern. Das Praktische dabei ist, du kannst jede schlechte Gewohnheit löschen oder in eine gute umwandeln. Dafür ist aber etwas notwendig, das die meisten Menschen nicht bereit sind zu tun, nämlich ihre Komfortzone zu verlassen. Wir haben immer die Wahl: Bleiben wir in der Komfortzone, haben es dort gemütlich, aber dafür bleibt alles beim Alten oder wagen wir den Schritt heraus, stellen uns den Herausforderungen und bekommen dafür die Chance, über uns hinauszuwachsen? Wie entscheidest du dich?

RAUS AUS DER KOMFORTZONE

Wenn wir uns in der sogenannten Komfortzone befinden, läuft alles wie gewohnt ab. Wir fühlen uns wohl, weil wir die Situation kennen, sie einschätzen können und imstande sind, die anfallenden Aufgaben leicht zu bewältigen. Sie gibt uns Sicherheit, Routine, spart Energie und erleichtert unseren Alltag um einiges. Der Elefant liebt die Komfortzone, weil er dich dort leichter vor unangenehmen Gefühlen schützen kann. Nicht umsonst heißt es: „Der Mensch ist ein Gewohnheitstier". Also warum sollst du die bequeme Komfortzone verlassen und den Schritt ins Ungewisse wagen?

Dafür gebe ich dir zwei gute Gründe:

1. Weil Weiterentwicklung und Wachstum nie innerhalb der Komfortzone stattfinden.
2. Weil nicht alle Gewohnheiten in unserer Komfortzone gut für uns sind.

Da es automatische Prozesse sind, die wir uns über Jahre angeeignet haben, ist es schwer, diese abzulegen. Die Packung Chips zur

Lieblingsserie, das Brioche in der Kaffeepause oder die zwei Bier nach getaner Arbeit – es verlangt einen gewissen Aufwand, diese Routinen zu durchbrechen. Dieser wird oft nur in Kauf genommen, wenn man auch direkt eine positive Wirkung spürt. Du wirst aber nicht direkt fünf Kilo abnehmen, nur weil du dein Frühstück veränderst, und du wirst auch nicht gleich einen Marathon laufen, nur weil du ein Mal pro Woche zum Training gehst. Der gewünschte Benefit lässt also auf sich warten. Geduld und Kontinuität sind gefragt.

Mit dem Kauf dieses Buches hast du bereits einen kleinen Schritt aus deiner Komfortzone gemacht. Du hast dir Ziele gesetzt und wirst diese auch erreichen. Dafür wird sich aber einiges in deinem Leben verändern. Du wirst alte Gewohnheiten loslassen und neue in deinem Alltag etablieren. Doch wie gelingt jetzt der finale Schritt aus der Komfortzone? Im Grunde sind es drei Fähigkeiten, die du dafür benötigst:

1. Selbstvertrauen
2. Selbstreflektiertes Denken
3. Mut

Als Erstes brauchst du Selbstvertrauen, um dich überhaupt auf neues Terrain zu wagen. Wachstum findet nie innerhalb deiner Komfortzone statt, dafür musst du dich in die sogenannte Lernzone begeben.

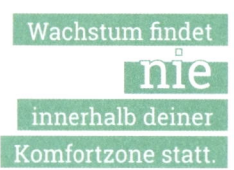

Dort ist es meistens ungemütlich und unsicher, da du hier noch wenig bis keine Erfahrungen gesammelt hast. In dieser Phase machst du Fehler, erleidest Rückschläge und Misserfolge. Genau das macht dem Elefanten Angst und du brauchst großes Vertrauen in deine eigenen Fähigkeiten, um dich diesen Rahmenbedingungen zu stellen.

Sobald du in der Lernzone einigermaßen zurechtkommst, wird eine weitere Kompetenz wichtig: selbstreflektiertes Denken. Das ist die Fähigkeit, dich selbst, dein Fühlen, dein Denken und

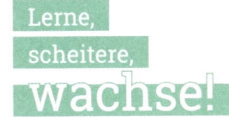

dein Handeln kennenzulernen. Nur so kannst du einschätzen, ob du dich noch in der Lern- oder bereits in der Panikzone befindest. Warum du nicht zu lange in der Panikzone verweilen solltest, werde ich später genauer erklären.

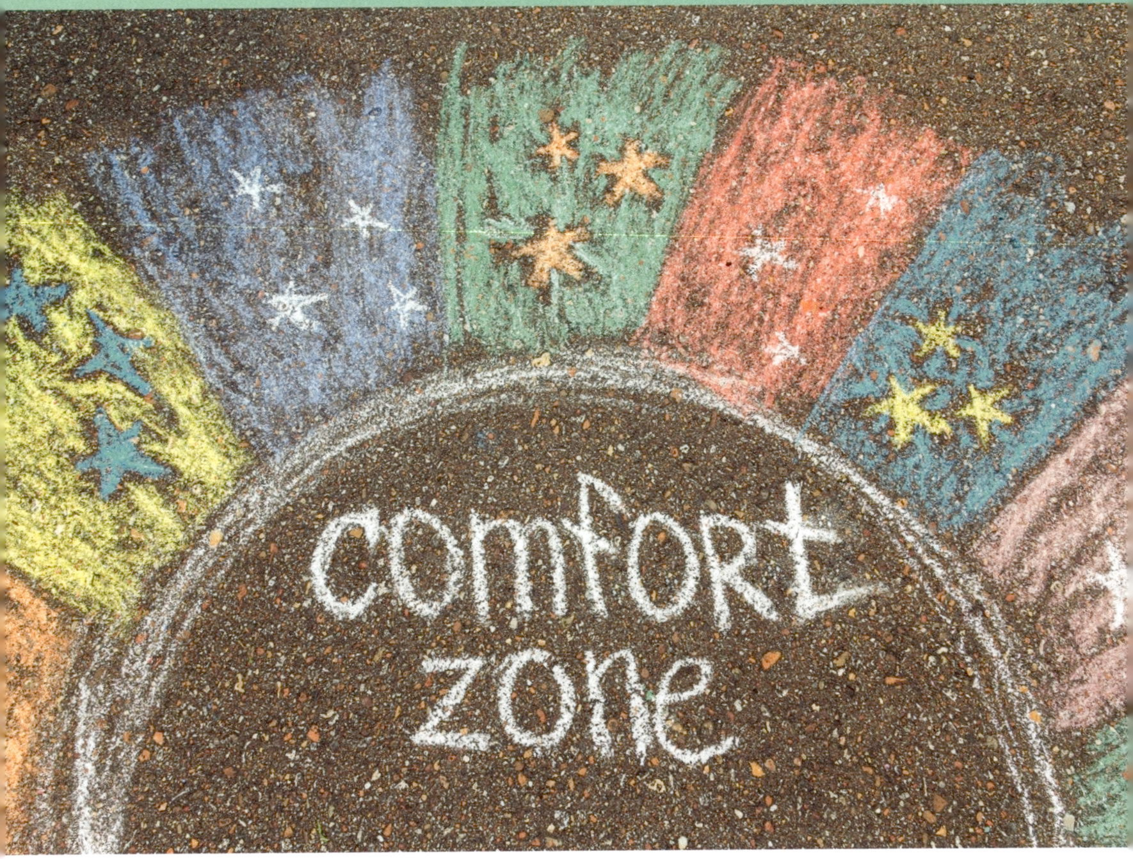

Zu guter Letzt brauchst du Mut, um so zu agieren, wie es effektiv für dich ist. Mutig genug, um weiterzugehen, aber auch mutig genug, einen Schritt zurückzugehen, wenn es notwendig ist – und zwar unabhängig von der Meinung anderer. Also, mach den Schritt aus der Komfortzone! Lerne, scheitere, wachse! Überzeuge deinen Elefanten davon, den Schritt zu wagen, denn nur so wirst du weiterkommen. Denk daran: Wenn du das tust, was du immer schon getan hast, bekommst du genau das, was

Lerne,
scheitere,
wachse!

du immer schon bekommen hast. Es ist an der Zeit, deinen Handlungs-modus zu wechseln. Gehe weg von „Schmerz vermeiden" und hin zu „Freude spüren". Denn wenn der letzte Tag gekommen ist und du auf dein Leben zurückblickst – willst du dann denken, dass du dich immer sicher gefühlt hast oder dass du dein Leben gelebt hast?

GEWOHNHEITEN UMWANDELN

Machen wir ein kleines Experiment. Überkreuze deine Arme vor der Brust und dann schau mal, welcher Arm bei dir oben ist. Etwa 50 Prozent der Menschen haben den rechten Arm oben und 50 Prozent den linken, zu welcher Hälfte gehörst du? Jetzt überkreuze die Arme doch mal so, dass der andere Arm oben ist. Fühlt sich komisch an, nicht wahr? Der Großteil deines Denkens ist durch solche unterbewussten Muster und Gewohnheiten gesteuert.

Du tust also im Laufe des Tages zahlreiche Dinge aus Gewohnheit, weil du sie dir irgendwann im Laufe deines Lebens angeeignet hast und seitdem nicht mehr hinterfragst. Diese Gewohnheiten steuert dein Elefant, also dein Unterbewusstsein. Bei manchen Dingen, wie zum Beispiel beim Überkreuzen deiner Arme vor der Brust, ist das auch völlig egal. Manche deiner Muster und Gewohnheiten sind positiv und halten dich fit und gesund, aber manche können dir vielleicht bei deiner Zielerreichung im Weg stehen. Daher ist es an der Zeit, sie mal etwas genauer unter die Lupe zu nehmen. Denk daran: Du kannst jede negative Gewohnheit löschen oder in eine positive umwandeln.

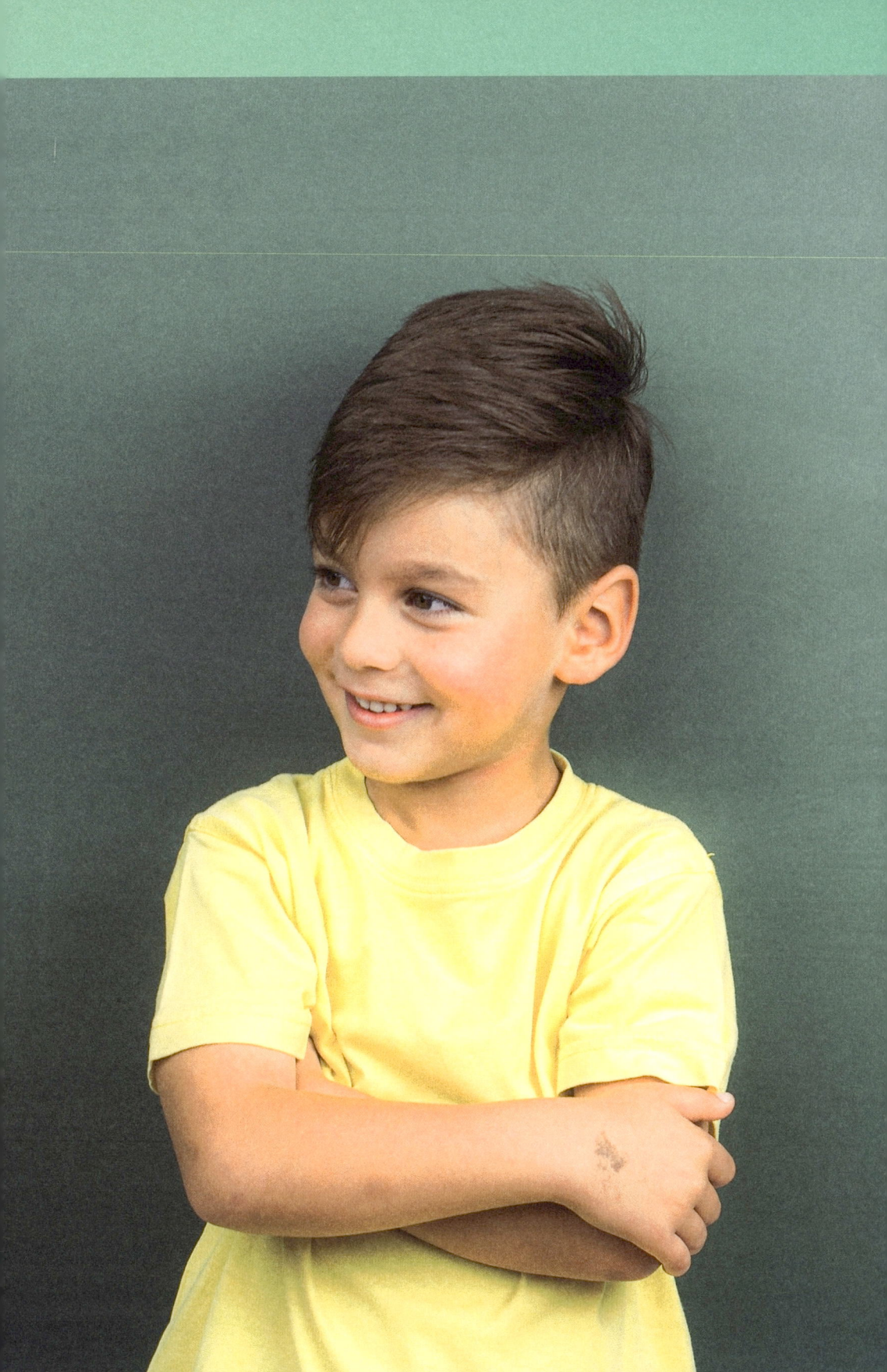

Ernährung	
-	**+**
Semmel mit Butter und Nutella zum Frühstück	Vollkornbrot mit Quark und Mandelmus zum Frühstück
Orangensaft und Kaffee mit Zucker zur Jause	Obst und Kaffee ohne Zucker zur Jause
Zu große Portionen in der Mensa	Kleine Portion, zusätzlich einen gemischten Salat in der Mensa
Schokoriegel vom Automaten als Snack	Gemüsesticks, Obst oder Nüsse als Snack
Süßigkeiten vor dem TV	Joghurt als Dessert

Bewegung	
-	**+**
Täglich mit dem Auto zur Arbeit und retour	Täglich zu Fuß/mit dem Fahrrad zur Arbeit und retour
Täglich mit dem Aufzug in den 3. Stock	Täglich über Treppen in den 3. Stock
Acht Stunden sitzend vor dem PC	Stehtisch besorgen oder spätestens alle 40 Minuten aufstehen und Sitzposition wechseln
Von der Arbeit direkt nach Hause auf die Couch	Sporttasche mit zur Arbeit nehmen und direkt loslegen
Täglich am Abend liegend vor dem TV	Zeit vor dem TV für Mobility, Blackroll, Dehnen etc. nutzen

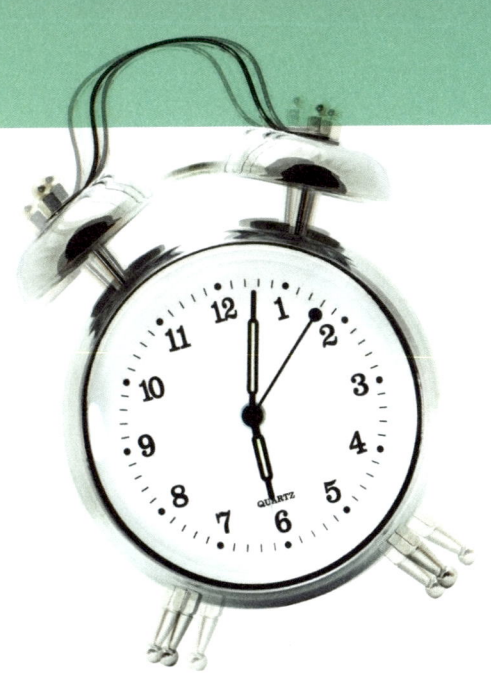

Mentales	
-	+
Am Wecker die Schlummertaste drücken	Direkt aufstehen, wenn der Wecker klingelt
Dinge auf die lange Bank schieben	Unangenehme Dinge immer als Erstes erledigen
Nicht Nein sagen können	Deine Standards erhöhen und ehrlich sein
Jammern	Dankbarkeits- und Erfolgstagebuch führen
Multitasking	Singletasking

Willst du proaktiver und erfolgreicher sein? Dann schau dir die folgende Liste der positiven Gewohnheiten etwas genauer an. Denn vergiss nicht, du bist die Summe deiner Gewohnheiten. Was davon könntest du in deinen Alltag integrieren?

LISTE POSITIVER GEWOHNHEITEN

Ernährung	Bewegung	Mentales
Zu jeder Hauptmahlzeit Gemüse essen	Treppen anstatt Aufzug nehmen	Früher aufstehen
Min. 1,5 l Wasser am Tag trinken	Täglich Zeit in der Natur verbringen	Wecker direkt aus-schalten anstatt auf Schlummern zu drücken
Vollkornprodukte wählen	Zu Fuß/mit dem Fahrrad zur Arbeit fahren	To-do-Listen am Vor-abend schreiben
Esstempo reduzieren	Entfernt vom Ziel parken und einige Meter zu Fuß gehen	Jeden Tag etwas tun, das du vorher noch nie gemacht hast
Nur noch am Esstisch essen	Weniger als 40 Minuten am Stück sitzen	Dankbarkeitstagebuch führen
Pflanzliche Fette verwenden	Sitzposition alle paar Minu-ten wechseln	Zehn Seiten eines Buches pro Tag lesen
Fleisch und Wurstwaren reduzieren	Mehrmals pro Woche funktionelles Krafttraining machen	Zeit in den Sozialen Medien reduzieren
Regional einkaufen	Täglich Beweglichkeits-übungen machen	Vor Mitternacht ins Bett gehen
Saisonal einkaufen	Yoga machen	Aufhören zu jammern
Bioprodukte verwenden	Mehrmals pro Woche Aus-dauertraining machen	Wünsche und Bedürfnisse aussprechen
Mehrmals pro Woche Hülsenfrüchte essen	Täglich mindestens 30 Minuten in irgendeiner Form aktiv sein	Ängste und Sorgen aussprechen
Kaffee ohne Zucker trinken	Kaffeepause im Stehen ver-bringen	Meditieren

Süßigkeiten durch Obst ersetzen	10.000 Schritte pro Tag machen	Podcasts hören
Nur noch Wasser oder ungesüßten Tee trinken	Spaziergang in der Mittagspause machen	Unangenehme Aufgaben als Erstes erledigen
Essen, wenn du Hunger hast	Beim Nachdenken/Brainstormen aufstehen und herumgehen	Dir selbst regelmäßige Pausen gönnen
Aufhören zu essen, wenn du zu 80 % satt bist	Wochenenden aktiv gestalten und vorausplanen	Aufgaben delegieren oder abgeben
Trinken, bevor du Durst hast	Neue Sportarten ausprobieren	Singletasking anstatt Multitasking
Vegetarische Tage einführen	Trainingsbuddy finden	Lösungsorientiert anstatt problemfokussiert denken
Mahlzeit vor dem Essen mit allen Sinnen wahrnehmen	Bei einem Wettkampf/ Lauf anmelden	Zuhören und nachfragen
Kochen, auch wenn du allein bist	Sportliche Ziele setzen und dich kontinuierlich steigern	Zu deinem Wort stehen
Ohne Ablenkung (Smartphone, TV) essen	Beim Telefonieren gehen/ stehen	Nein sagen zu Dingen, die du eigentlich nicht willst
Kleinere Teller verwenden	Fixe Trainingszeiten im Terminkalender eintragen	Arbeitsplatz und Wohnung sauber und ordentlich halten
Essenspausen zwischen den Mahlzeiten einlegen	Sportsachen im Auto haben	Gut über dich selbst und andere sprechen
Unverarbeitete Produkte wählen	Regenerationszeit einplanen	Probleme als Chancen betrachten

Diese Liste soll dir als Inspirationsquelle dienen. Wahrscheinlich macht nicht jede dieser Gewohnheiten Sinn für dich, aber ich bin mir sicher, es ist das ein oder andere dabei. Gewohnheiten entstehen immer dann, wenn wir bestimmte Handlungen regelmäßig wiederholen. Diese laufen nach ihrer Etablierung wie automatisch ab. Um deine Gewohnheiten zu verändern, musst du wissen, woraus sie bestehen. Jede Gewohnheit besteht im Grunde aus drei Teilen:

Teil 1 = Der Reiz: der Auslöser, welcher die entsprechende Handlung hervorruft

Teil 2 = Die Reaktion: die Handlung, die du ausführst

Teil 3 = Die Belohnung, die dich dazu bringt, die Gewohnheit zu etablieren

Jede Handlung wird von einem Reiz ausgelöst, nichts passiert einfach so. Außerdem willst du durch jede Gewohnheit ein positives Gefühl, eine Belohnung erzeugen. Diese ist dann der eigentliche Grund, weshalb der Vorgang überhaupt zu einer Gewohnheit wurde.

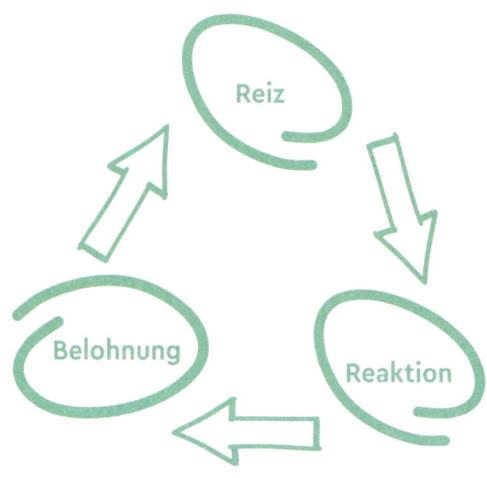

Veranschaulichen wir diesen Kreislauf anhand eines Beispiels: Du hörst den Wecker (der Reiz), du drückst auf die Schlummertaste (die Reaktion) und du schläfst weiter (die Belohnung). Ein weiteres ganz klassisches Beispiel ist Schokolade essen. Der Auslösereiz kann hier das Verlangen nach dem Glückshormon Dopamin durch Zucker sein; du greifst zur Schokolade (die Reaktion) und erhältst dadurch deine gewünschte Belohnung (Glücksgefühl).

Möchtest du nun eine negative Gewohnheit loswerden, der Auslöser und das Verlangen nach der Belohnung bleiben aber erhalten, wird es zunächst etwas schwierig werden. Dann wirst du sehr viel Willenskraft benötigen, um nicht in alte Muster zurückzufallen. Um das zu vermeiden, musst du dich unbedingt selbst davon überzeugen, die alte Gewohnheit loslassen zu wollen. Einfacher wird es, wenn du die negative Gewohnheit einfach durch eine positive Gewohnheit ersetzt, die durch denselben Auslöser initiiert wird und dieselbe Belohnung bringt. Willst du also eine negative Gewohnheit loswerden, stehen deine Chancen am besten, wenn du tiefen Sinn darin siehst oder sie einfach durch eine positive Handlung ersetzt, während der Auslöser und die Belohnung aber gleichbleiben. Du bist nicht gefangen in deinen Gewohnheiten, du kannst sie verändern.

Ersetze negative Gewohnheiten durch positive.

Auslöser	Alte Aktion	Belohnung
Nachmittagstief	Schokoriegel vom Automaten	Energiekick
Reizarmut / Langeweile vor dem TV	Zur Chipstüte greifen	Tätigkeit aufwerten
Stress	Süßigkeit essen	Entspannung / Belohnung

Auslöser	Neue Aktion	Belohnung
Nachmittagstief	Fünf Minuten frische Luft schnappen und großes Glas Ingwer-Zitronen-Wasser trinken	Energiekick
Reizarmut / Langeweile vor dem TV	TV gegen gutes Buch / Podcast / Dokumentation / Konversation tauschen	Tätigkeit aufwerten
Stress	Yoga, Meditation, Tagebuch schreiben, beste/n Freund/in anrufen	Entspannung / Belohnung

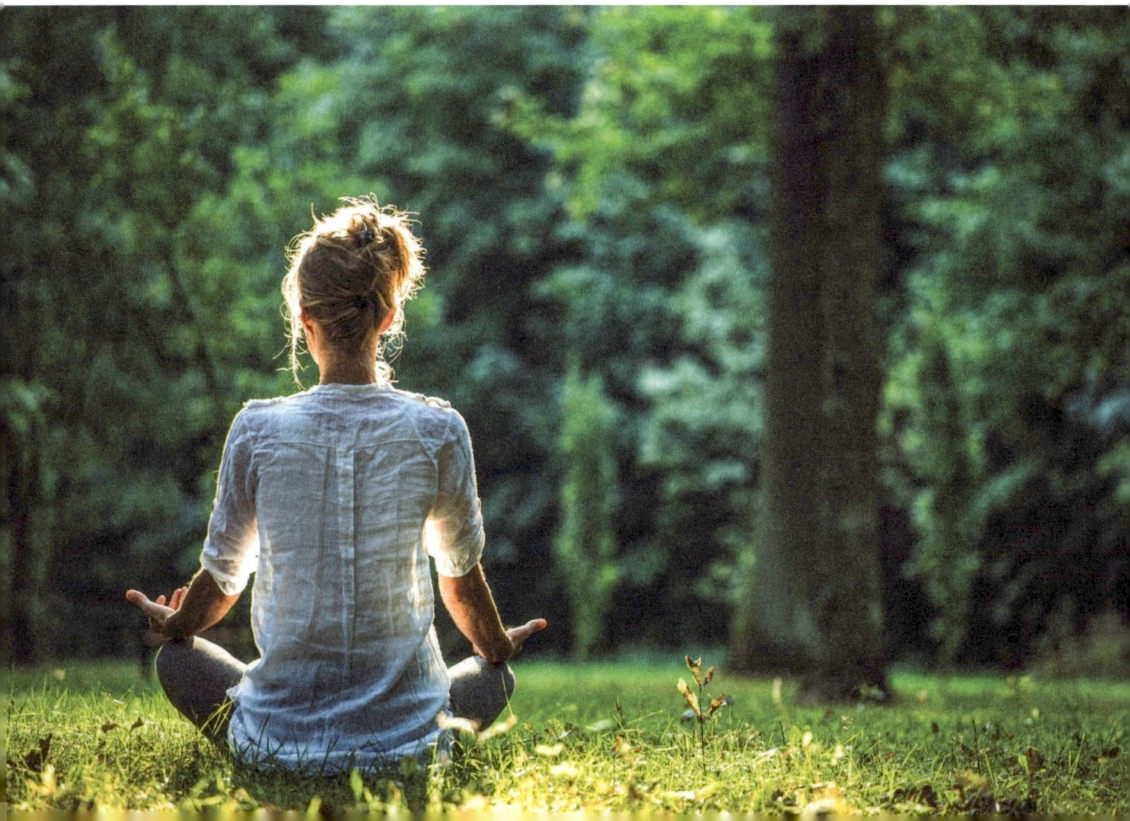

NEUE GEWOHNHEITEN STABILISIEREN

„Siehst Du, Momo", sagte er, „es ist so: Manchmal hat man eine sehr lange Straße vor sich. Die ist so schrecklich lang, die kann man niemals schaffen, denkt man." Er blickte eine Weile schweigend vor sich hin, dann fuhr er fort: „Und dann fängt man an, sich zu eilen. Und man eilt sich immer mehr. Jedes Mal, wenn man aufblickt, sieht man, dass es gar nicht weniger wird, was noch vor einem liegt. Und man strengt sich noch mehr an, man kriegt es mit der Angst zu tun, und zum Schluss ist man ganz aus der Puste und kann nicht mehr. Und die Straße liegt immer noch vor einem. So darf man es nicht machen!" Er dachte einige Zeit nach. Dann sprach er weiter: „Man darf nie an die ganze Straße auf einmal denken, verstehst Du? Man muss nur an den nächsten Schritt denken, den nächsten Atemzug, den nächsten Besenstrich. Und immer wieder nur den nächsten." Wieder hielt er inne und überlegte, ehe er hinzufügte: „Dann macht es Freude; das ist wichtig, dann macht man seine Sache gut. Und so soll es sein."

Zitat aus dem Buch **Momo** von Michael Ende

Damit die neue, positive Handlung nun zu einer Gewohnheit wird, musst du sie immer wieder ausführen. Geduld und Kontinuität sind gefragt, denn es kann bis zu 90 Tage dauern, bis die neue Aktion fix in deinem System gespeichert ist. Je öfter du etwas machst, desto eher wird es eine Gewohnheit. Bedenke, dass es dir zu Beginn schwerfallen wird, weil sich dein Elefant nach der alten Gewohnheit sehnt. Aber keine Sorge, es wird von Mal zu Mal leichter. In den ersten Wochen kann es hilfreich sein, deinen Erfolg zu messen und zu protokollieren, dadurch bleibst du am Ball. Nimm dir nicht zu viel auf einmal vor, sondern gehe es langsam an. Konzentriere dich auf eine Sache, erst wenn diese gut funktioniert, kümmerst du dich um die nächste Gewohnheit. Hier ein paar Tipps für die ersten Wochen mit deiner neuen Gewohnheit: Nehmen wir an, du möchtest dir angewöhnen, eine Stunde am Tag sportlich aktiv zu sein.

1. **Führe eine Häkchen-Liste (Tracker):**
Für jeden Tag, an dem du es gemacht hast, gibt es ein Häkchen. Bei zehn Häkchen darfst du dich belohnen.

2. **Führe ein Erfolgstagebuch:**
Schreibe über die Schwierigkeiten, Herausforderungen und Erfolge beim Etablieren der neuen Gewohnheit.

3. **Schaffe Reize:**
Lege die Sportsachen zum Beispiel ins Auto, sodass du direkt nach der Arbeit loslegen kannst.

4. **Schaffe Verbindlichkeiten:**
Suche dir einen Trainingsbuddy, melde dich bei einem Kurs an oder setze fixe Termine in deinem Kalender.

5. **Unterteile die neue Gewohnheit in kleine Schritte:**
Fange mit 15 Minuten am Tag an und steigere dich nach und nach.

6. **Hänge einen Zettel mit einem Symbol für die neue Gewohnheit in Sichtweite auf oder speichere sie als Hintergrundbild auf deinem Smartphone,** dadurch geraten die Vorsätze nicht in Vergessenheit.

7. **Informiere deine Freunde und Familie:**
Wenn jemand Bescheid weiß und eventuell nachfragt, erhöhst du deine Erfolgsquote.

8. Bleibe konsequent:

Setze in den ersten Wochen nie mehr als 1–2 Tage aus, dadurch bleibst
du im Flow.

9. Starte heute:

Am besten sofort!

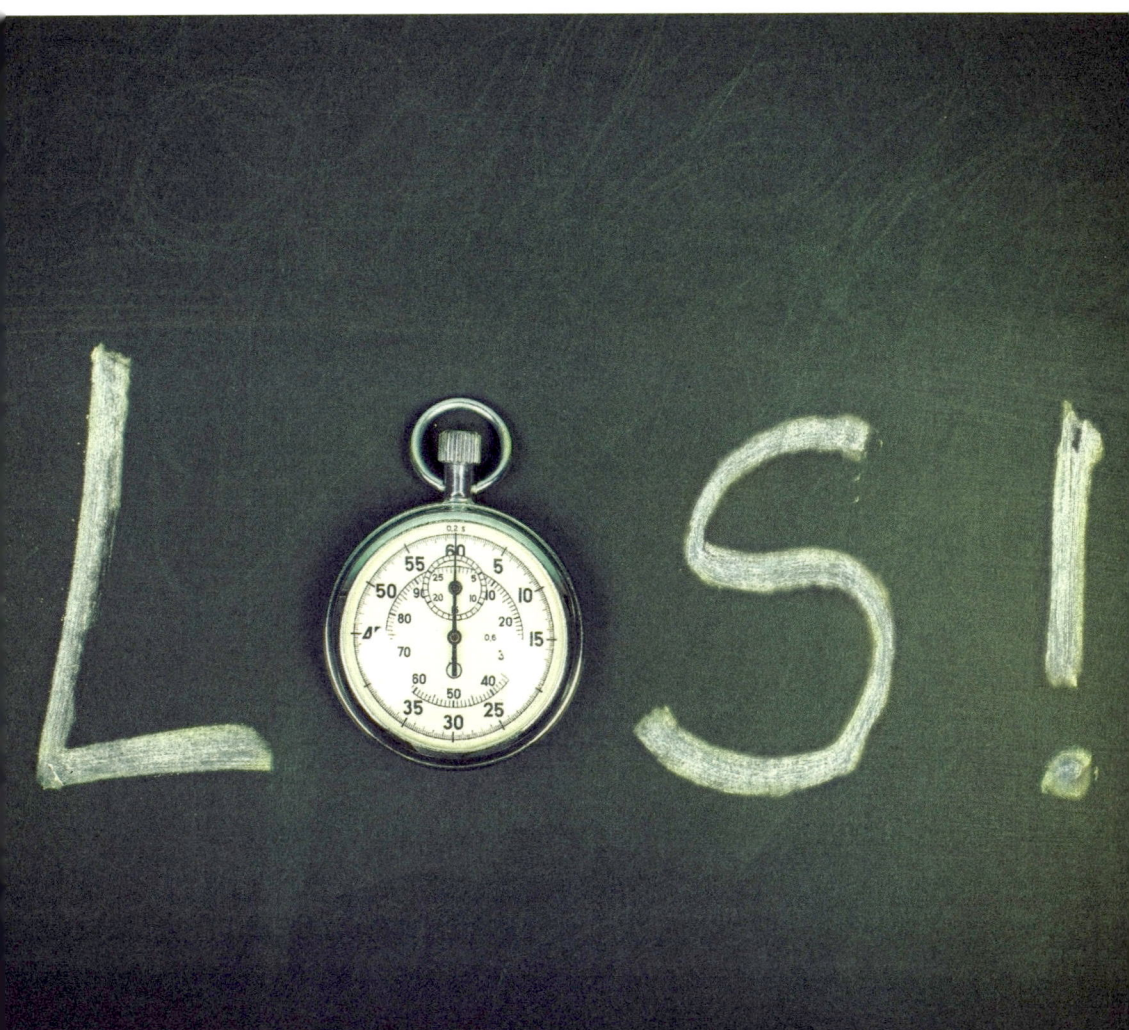

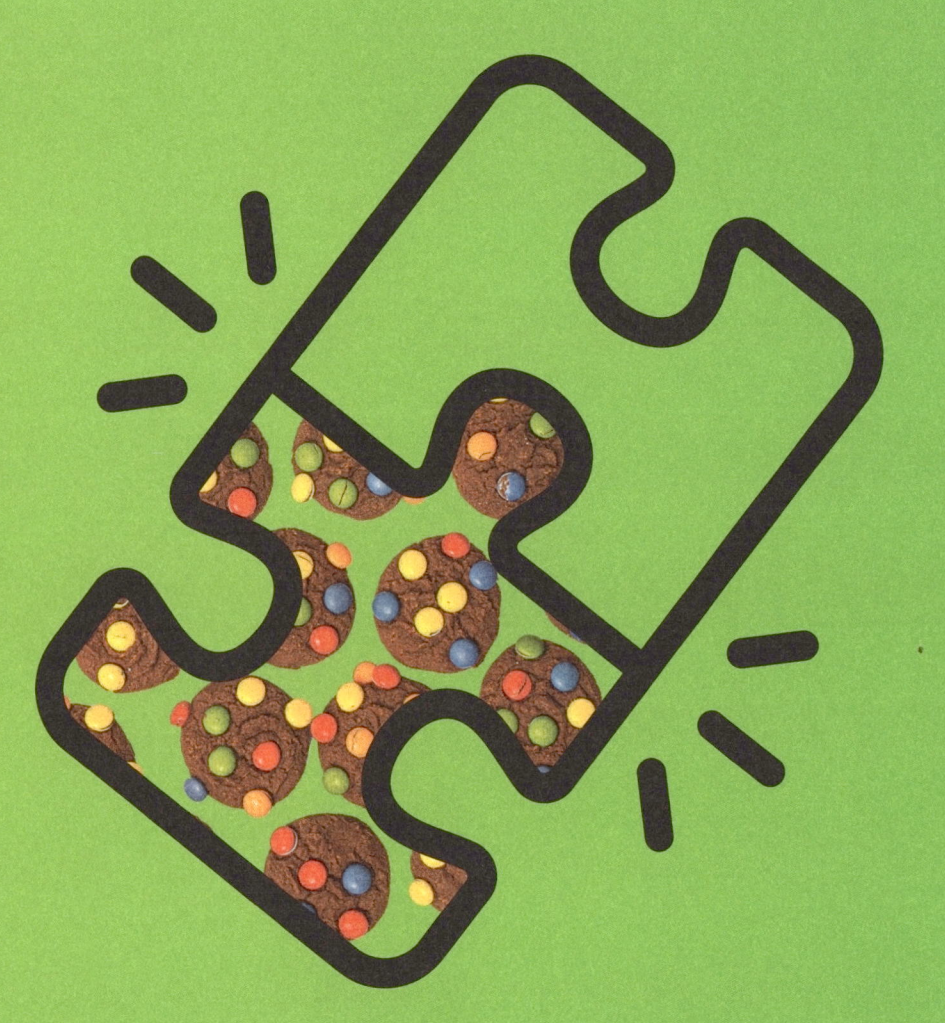

Wenn Hunger nicht das Problem ist, ist essen nicht die Lösung

EMOTIONALES ESSEN

Würden wir immer nur essen, wenn wir Hunger haben und dabei noch die Basics einer proaktiven Ernährung berücksichtigen, hätte vermutlich niemand ein Gewichtsproblem. Wir essen aber nicht immer nur aus Hunger, es gibt andere Reize, die an die Reaktion „essen" gekoppelt sind. Wir reagieren mit essen auf emotionale, soziale oder sinnliche Reize. Beim emotionalen essen sind bestimmte Gefühle an das Bedürfnis „essen" gekoppelt. Das heißt, eine bestimmte Emotion kommt in dir auf und deine Reaktion darauf ist, etwas (meistens etwas Süßes und Fettiges) zu essen. Eine weitere Reiz-Reaktions-Kette also, die zur Gewohnheit wird, wenn sie oft genug wiederholt wird. Aus meiner Erfahrung kann ich sagen, dass diese Reizkopplung eine der Hauptursachen für Gewichtsprobleme in unserer Gesellschaft ist.

Wir lernen zwar sehr viel über ausgewogene Ernährung und es scheint bei vielen ein Umdenken stattzufinden, jedoch wird dieser Aspekt selten beleuchtet. Ich weiß nicht, woran das liegt. Wir leben generell in einer Gesellschaft, in der wenig über Emotionen gesprochen wird, das könnte ein Grund sein. Oder niemand will sich die Mühe machen, die wirkliche Wurzel des Problems zu betrachten und alle suchen nur nach der schnellen, einfachen Lösung. Wir essen alle aus emotionalen Gründen – das ist auch vollkommen menschlich –, doch wird es zur Gewohnheit

Wir essen alle aus emotionalen Gründen.

153

und bleibt es als einzige Strategie übrig, um mit der Emotion umzugehen, kann es sehr belastend werden.

Sinnliche Reize werden zum Beispiel ausgelöst, sobald wir beim Bäcker vorbeigehen und die frisch gebackenen Croissants riechen. Wir essen, wenn uns unsere Schwiegermutter ein Stück Kuchen anbietet, weil wir nicht Nein sagen können. Wir essen den Teller leer, obwohl wir schon längst satt sind, weil uns das als Kind so beigebracht wurde oder wir essen aus Futterneid, weil wir als Kind immer zu kurz gekommen sind. Es gibt also viel mehr Essensreize als den Hunger. Emotionale Reize können ganz besonders tief verankert und schwer zu lösen sein, weil wir sie uns meistens schon in der Kindheit oder Jugend antrainiert und bis heute nie gelernt haben, anders damit umzugehen.

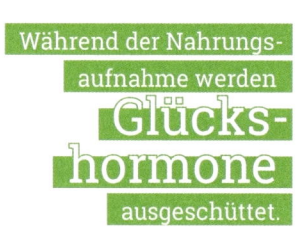

Während der Nahrungsaufnahme werden **Glückshormone** ausgeschüttet.

Du weißt ja bereits, was während der Nahrungsaufnahme physiologisch in deinem Gehirn passiert: Glückshormone werden ausgeschüttet. Das war für unsere Vorfahren evolutionsbedingt sehr wichtig, denn der Glückskick sollte sie motivieren, demnächst wieder auf Nahrungssuche zu gehen, um das Überleben und die Fortpflanzung zu sichern. Die Nahrungssuche war früher um einiges gefährlicher und kräftezehrender als heute, deshalb war Dopamin als Belohnung ein guter Motivator. Wie so vieles, ist auch diese Körperfunktion ein Überbleibsel aus früheren Zeiten.

Die Dopaminausschüttung löst viele positive Emotionen aus. Das Hormon wirkt beruhigend, entspannend, stressabbauend oder belohnend. Es hat ziemlich viele Gemeinsamkeiten mit Nikotin – kein Wunder, dass Menschen, die mit dem Rauchen aufhören, vermehrt zu Süßigkeiten und Junk Food greifen. Die Kombination aus Zucker und Fett ist der ultimative Dopaminkick. Nach der vielfältigen Wirkung von Dopamin sehnen wir uns besonders dann, wenn negative Emotionen aufkommen, die wir nicht fühlen wollen. Das Hormon wirkt wie ein Puffer und erfüllt im Wesentlichen zwei Aufgaben: Es schützt dich vor Schmerz und lindert negative Emotionen oder es bringt dir Freude und aktiviert dein Belohnungszentrum.

Emotionales essen erfüllt zwei Aufgaben:
1. vor Schmerz schützen
2. Freude / Belohnung bringen

Wenn wir uns gestresst oder überfordert fühlen, traurig, verletzt oder wütend sind – das alles sind gute Gründe, warum sich der Körper nach Dopamin sehnt. Leider hilft es aber nur kurzfristig. Falls emotionales essen für dich zur Belastung wird, ist es an der Zeit, eine nachhaltigere Lösung zu finden. Dafür musst du aber genau das betrachten, was du eigentlich „wegessen" möchtest, denn wenn Hunger nicht das Problem ist, ist essen nicht die Lösung.

Emotional essen ist folglich die Gewohnheit, unangenehme Gefühle mithilfe von (meist hochkalorischer) Nahrung zu betäuben. Das hat nichts mit Genuss zu tun, denn es geht dabei weniger um das Essen an sich, sondern vielmehr um den Effekt, den es im Gehirn auslöst. Die Essgeschwindigkeit und die Lebensmittelauswahl sind ganz anders als beim Genussessen. Außerdem folgen meist unmittelbar danach ein schlechtes Gewissen und Selbstvorwürfe.

Das hat nichts mit Genuss zu tun.

Um die Reiz-Reaktions-Kette des emotionalen essens zu lösen, musst du als Erstes herausfinden, welche Emotionen und Gefühle sie überhaupt in Gang setzen. Das erfordert sehr viel Selbstreflexion und ist oft schwierig zu erkennen. Um dein Bewusstsein dafür zu schärfen, kann es hilfreich sein, Dinge niederzuschreiben oder mit jemandem darüber zu sprechen. Dadurch wechselst du die

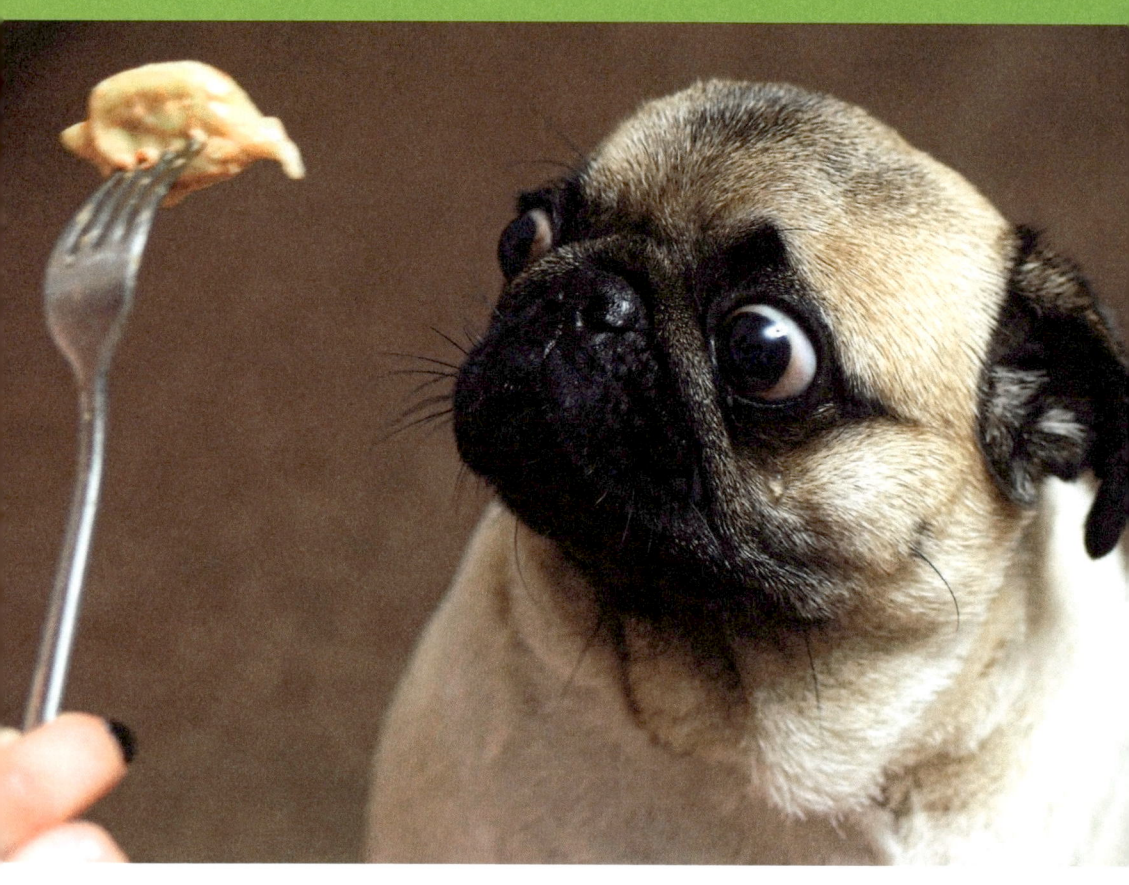

Perspektive und erkennst auf einmal Muster, für die du vorher blind warst. Coaches und Therapeuten sind genau darin geschult und stellen dir die richtigen Fragen, damit du bald erkennst, wo die Wurzel des Problems liegt. Hol dir Unterstützung, dann kommst du viel schneller und einfacher weiter.

Die Definition des Wortes „Gefühl" vom deutschen Autor und Coach Robert Betz hat mir besonders gefallen. Laut ihm impliziert das Wort bereits, was zu tun ist: „Geh' hin und fühle mich!" Sonst würde es „Gedränge" heißen: „Geh' hin und verdränge mich!" Im nächsten Kapitel schauen wir uns Gründe für emotionales essen an, vielleicht erkennst du dich ja in einigen Situationen wieder.

HAUSGEMACHTES GIFT

Stress ist etwas sehr Individuelles. Was mich stresst, kann dich kalt-lassen und umgekehrt. Wir unterscheiden zwischen akutem und chronischem Stress. Eine akute Stressreaktion ist eine normale Antwort unseres Organismus auf bestimmte Belastungen und Reize. Evolutionstechnisch war diese Reaktion notwendig, um extreme kurzzeitige Stresssituationen zu überleben. Auf der Flucht vor dem Säbelzahntiger zum Beispiel: Blutdruck und Blutzuckerspiegel steigen an, die Pupillen werden größer und die Bronchien erweitern sich. Dadurch wird Energie mobilisiert, die Blutzirkulation in den Muskeln und im Gehirn gefördert sowie der Fokus verengt und die Aufmerksamkeit erhöht. Im Grunde ist diese Reaktion sehr sinnvoll und sichert das Überleben – zumindest dann, wenn Kampf- oder Fluchtreaktionen nötig sind.

Stress ist etwas sehr Individuelles.

Nimmt jedoch die Intensität und Häufigkeit stressiger Situationen zu, kann es zu einer dauerhaften Belastungsreaktion kommen. Dein Körper produziert Stresshormone in der Dauerschleife, wodurch die Immunabwehr unterdrückt wird. Dadurch haben Viren und Bakterien ein leichtes Spiel. Außerdem fördert der hohe Belastungszustand die Entstehung von Bluthochdruck, Herz-Kreislauf-Erkrankungen, Diabetes Typ II, Übergewicht oder Störungen des Verdauungstraktes. Chronischer Stress ist physiologisch gesehen also hochgradig toxisch.

Betrachten wir das Ganze jetzt von der psychologischen Seite, ist Stress im Grunde eine Reaktion auf eine bestimmte Emotion, nämlich Angst. Alles, was uns stresst, sind primär Dinge, vor denen wir uns fürchten. Solange du in deiner Komfortzone bist, empfindest du keinen Stress, da du dich dort als Herr der Lage fühlst. Aber kaum wagst du den Schritt heraus, begibst du dich auf neues Terrain. Hier warten Herausforderungen und es besteht das Risiko von Fehlern und Misserfolgen. Du musst durch die Angstzone, um in die Lernzone zu gelangen. Um dich weiterzuentwickeln und zu wachsen, musst du dich folglich gewissen Ängsten stellen und wirst deshalb kurzfristig auch Stress empfinden. Es gibt aber noch eine weitere Zone, die sogenannte Panikzone. Hier hast du das Gefühl, der Situation nicht mehr gewachsen zu sein. Du hast Angst, nicht die notwendige Erfahrung und Kompetenz zu haben, um die gestellten Aufgaben zu bewältigen. Hältst du dich zu lange oder zu häufig in dieser Zone auf, kommt es zum chronischen Stress.

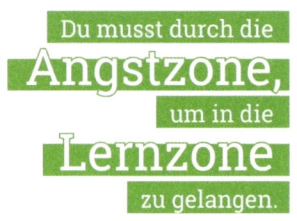

Wie schon erwähnt ist Stress sehr individuell, denn jeder hat andere Fähigkeiten und Kompetenzen. Mich stresst es zum Beispiel nicht, wenn ich vor 100 Leuten spreche, dafür umso mehr, sobald ich allein mit meinem kleinen Neffen zu Hause bin und er anfängt, unruhig zu werden. Ich habe mir im Laufe der Zeit die Kompetenz angeeignet, vor Menschen zu stehen und frei zu reden, ich habe jedoch noch wenig Erfahrung mit Babys.

Zwar belasten uns ganz unterschiedliche Situationen, doch steckt immer die grundlegende Emotion der Angst dahinter: Angst zu versagen, Angst vor Fehlern, Angst vor Zurückweisung, Angst, nicht gut genug zu sein, Angst vor Überforderung, Angst, nicht akzeptiert oder geliebt zu werden. Wir wollen diese Angst aber nicht fühlen und versuchen sie so schnell wie möglich wieder loszuwerden. Essen kann dabei helfen, zum Beispiel die bekannte Schokolade als Nervennahrung.

Falls essen deine gewohnte Strategie ist, mit Angst und Stress umzugehen, wirst du immer wieder das Verlangen spüren, sobald du in eine solche Situation kommst. Die Reiz-Reaktions-Kette ist so tief in deinem Elefanten gespeichert, dass dein Reiter keine Chance hat, dagegen anzukämpfen. Aus diesem Grund fühlst du dich vielleicht wie ferngesteuert und als wärst du dem Essensdrang hilflos ausgeliefert. Das stimmt aber nicht, es ist schließlich nur eine Gewohnheit. Um diese wieder loszuwerden, muss dir allerdings zunächst klar sein, was dich überhaupt stresst und was du dagegen tun könntest.

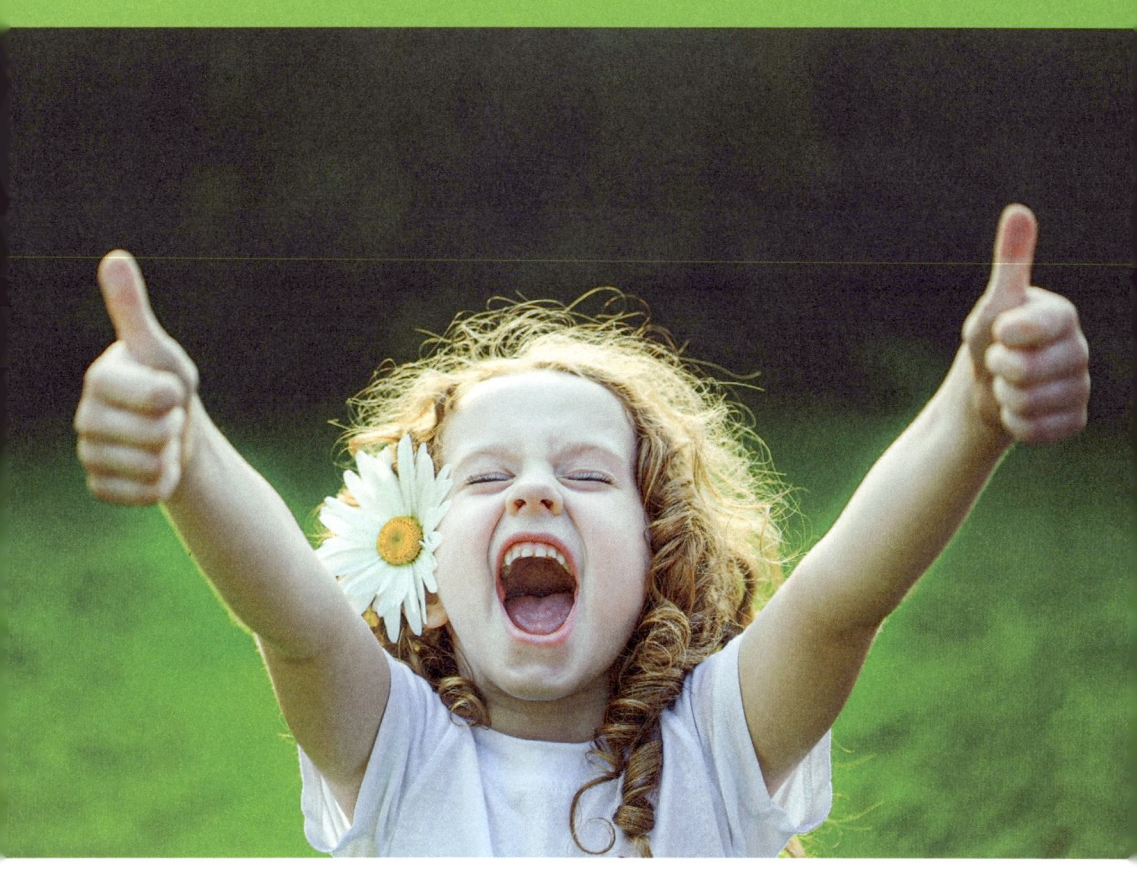

„DAS MACHT MAN NICHT" IST BULLSHIT

Emotionales essen kann demzufolge durch Stress, Überforderung und Angst ausgelöst werden. Ein Trigger kann aber auch genau das Gegenteil sein, nämlich Unterforderung. Wenn wir ein Leben mit angezogener Handbremse führen oder das Gefühl haben, nicht erfüllt und zufrieden zu sein, ist Konsumieren eine weit verbreitete Strategie, um die Situation erträglicher zu machen.

Wir haben bereits den Unterschied zwischen Glück und Spaß geklärt: Sobald Glück fehlt, wird Spaß umso wichtiger. Konsum macht Spaß. Wir essen, trinken, rauchen, shoppen, scrollen stundenlang durch Instagram oder Tinder, nur um ein kurzfristiges Glücksgefühl zu empfinden. Wenn wir in einigen Lebensbereichen

> Sobald Glück fehlt, wird **Spaß** umso wichtiger.

unzufrieden sind, wir aber nichts dagegen unternehmen, wird essen zu einer Kompensationsstrategie, damit wir uns temporär gut fühlen. Wir leben in einer Beziehung, die uns schon längst nicht mehr glücklich macht, haben einen Job, bei dem wir uns schon am Montag auf das Wochenende freuen, vergeuden zu viel Zeit mit Netflix-Serien und interessieren uns mehr für das Leben von irgendeinem Influencer als für unser eigenes. Wir jammern, sind neidisch und unzufrieden und erkennen dabei nicht, dass wir uns den goldenen Käfig selbst gebaut haben. Nichts triggert uns mehr, als andere Menschen, die genau das tun, was wir uns selbst nicht erlauben. Regt dich das Handeln einer anderen Person auf, frag dich stets, welche unerfüllten Bedürfnisse es in dir spiegelt.

Tief in deinem Inneren spürst du, dass da noch mehr schlummert und dass du mehr vom Leben willst, aber du erlaubst dir einfach nicht, auszubrechen. Die Angst vor dem Ungewissen ist zu groß und der Schritt aus der Komfortzone scheint zu schwierig. Dabei weißt du, dass du es kannst. Irgendwo tief in dir ist das Vertrauen in dich selbst und der Mut, den du dafür brauchst. Du kannst den Schritt machen, davon bin ich überzeugt. Dafür musst du die ganzen selbstauferlegten, limitierenden Glaubenssätze aber loslassen: „Das macht man nicht! Das kann ich nicht! Das darf ich nicht! Dafür bin ich zu groß, zu klein, zu dick, zu dünn, zu jung, zu alt, zu irgendwas." – Falsch! Du redest dir schlichtweg etwas Falsches ein.

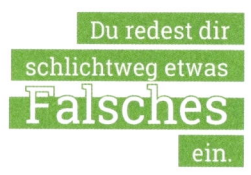

Du kannst sein, wer und was du willst. Erfolgreiche Menschen unterscheiden sich von nicht erfolgreichen Menschen wie folgt: Sie besitzen Selbstvertrauen sowie Mut und sind nicht von der Meinung anderer abhängig. Also trau dich, mehr Leidenschaft in dein Leben zu bringen! Folge deinem Herzen, zeig dein wahres Ich und verbiege dich nicht, nur um in die Norm zu passen. Du bist genau richtig so, wie du bist, mit all deinen Wünschen, Bedürfnissen und Sehnsüchten.

EMOTIONALES ESSEN ERKENNEN

Um emotionale Reiz-Reaktions-Ketten zu lösen, brauchst du als Erstes die Einsicht dafür. Denk an das letzte Mal, als du aus emotionalen Gründen gegessen hast. Du erkennst es daran, dass ...

↘ ... du gegessen hast, obwohl du keinen Hunger verspürt hast oder du nicht aufhören konntest zu essen, obwohl du längst satt warst.

↘ ... du viel zu schnell und viel zu viel gegessen hast.

↘ ... du Lebensmittel ausgewählt hast, die besonders fett- und zucker-haltig sind.

↘ ... du dich wie ferngesteuert und der Situation ausgeliefert gefühlt hast.

↘ ... du unmittelbar danach ein schlechtes Gewissen hattest, dich dafür geschämt und dir Selbstvorwürfe gemacht hast.

Okay, du hast nun die Situation vor deinem inneren Auge. Nimm dir jetzt ein Blatt Papier und beantworte dir folgende Fragen:

1. Wo warst du?
2. Was hast du gemacht?
3. Was hast du gedacht?
4. Was hast du dabei gefühlt?
5. Warst du allein?

Gehe jetzt gedanklich noch ein paar Stunden weiter zurück und versuche dich an Folgendes zu erinnern:

1. Wo warst du?
2. Was hast du gemacht?
3. Was hast du gedacht?
4. Was hast du gefühlt?
5. Wer war bei dir?

Überlege gründlich und lasse den Tagesablauf Revue passieren.

Schaue dir dann an, was du aufgeschrieben hast. Fällt dir etwas auf?

Versuche, diese Übung ab heute immer zu machen, wenn du aus emotionalen Gründen gegessen hast und dich danach schlecht fühlst. So wirst du mit der Zeit Muster erkennen, du wirst den Trigger finden und kannst gezielt daran arbeiten. Und denk daran: Das musst du nicht zwangsläufig allein meistern. Sei schlau, verschwende keine Zeit und hole dir Hilfe, wenn du sie brauchst. Es gibt Menschen, die genau darin geschult sind.

GEH' HIN UND FÜHLE

Wenn du die Ursache für dein emotionales essen gefunden hast und die Muster dahinter erkannt, kannst du daran arbeiten, es zukünftig zu verhindern. Wie jede andere Reiz-Reaktions-Kette auch, ist es pure Gewohnheit. Du hast folglich die Macht, etwas zu verändern, da du nicht Opfer deiner eigenen Gewohnheit bist. Um sie wieder loszuwerden, muss dir zunächst aber klar sein, was dich triggert und was du dagegen tun könntest.

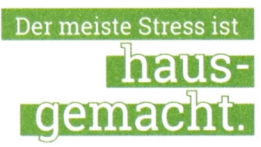

Essen wir aufgrund von Stress oder Angst, können wir in vielen Fällen leicht eine Lösung finden, indem wir uns selbst die Frage stellen, warum wir uns überhaupt immer wieder in diese Situation bringen: Warum lade ich mir ständig zu viel auf? Warum kann ich nicht Nein sagen? Warum kann ich nichts abgeben oder delegieren? Warum muss immer alles perfekt sein? Wem will ich damit gefallen? Wen will ich auf keinen Fall enttäuschen? Der meiste Stress ist also ein hausgemachtes Produkt und kann deshalb auch nur von uns selbst gelöst werden.

Stress komplett aus unserem Leben zu verbannen, wird nicht möglich sein. Wie in den vorherigen Kapiteln erklärt, müssen wir für unsere persönliche Weiterentwicklung nun mal die Komfortzone verlassen und uns gewissen Ängsten stellen. Folglich wird es früher oder später notwendig zu lernen, besser damit umzugehen. Dafür gibt es sogenannte Trigger und Booster. Trigger sind Stressverstärker, Booster beugen ihm hingegen vor.

Trigger	Booster
Zu wenig Schlaf	Genügend Schlaf
Zu wenig Pausen	Genügend Pausen
Übertraining	Bewegung und Sport
Bewegungsmangel	Proaktive Ernährung
Unausgewogene Ernährung	Ausreichend Flüssigkeit
Zu wenig Nahrung / Kalorien	Zeit für eigene Hobbys und wahre Leidenschaft
Zeitverschwendung mit Tätigkeiten, die nicht erfüllend ist	Soziale Kontakte
Fehlende soziale Kontakte	Entspannungstechniken wie Yoga und Meditation
Ständiges Vergleichen	Selbstreflexion
Andere für wichtiger halten als sich selbst	Sich selbst wichtig nehmen
Perfektionismus	Aussprechen von Bedürfnissen und Sorgen
Fehlendes Vertrauen in die eigenen Fähigkeiten	Selbstakzeptanz
Mangelndes Selbstbewusstsein	Gesundes Selbstvertrauen
	Gesundes Selbstbewusstsein

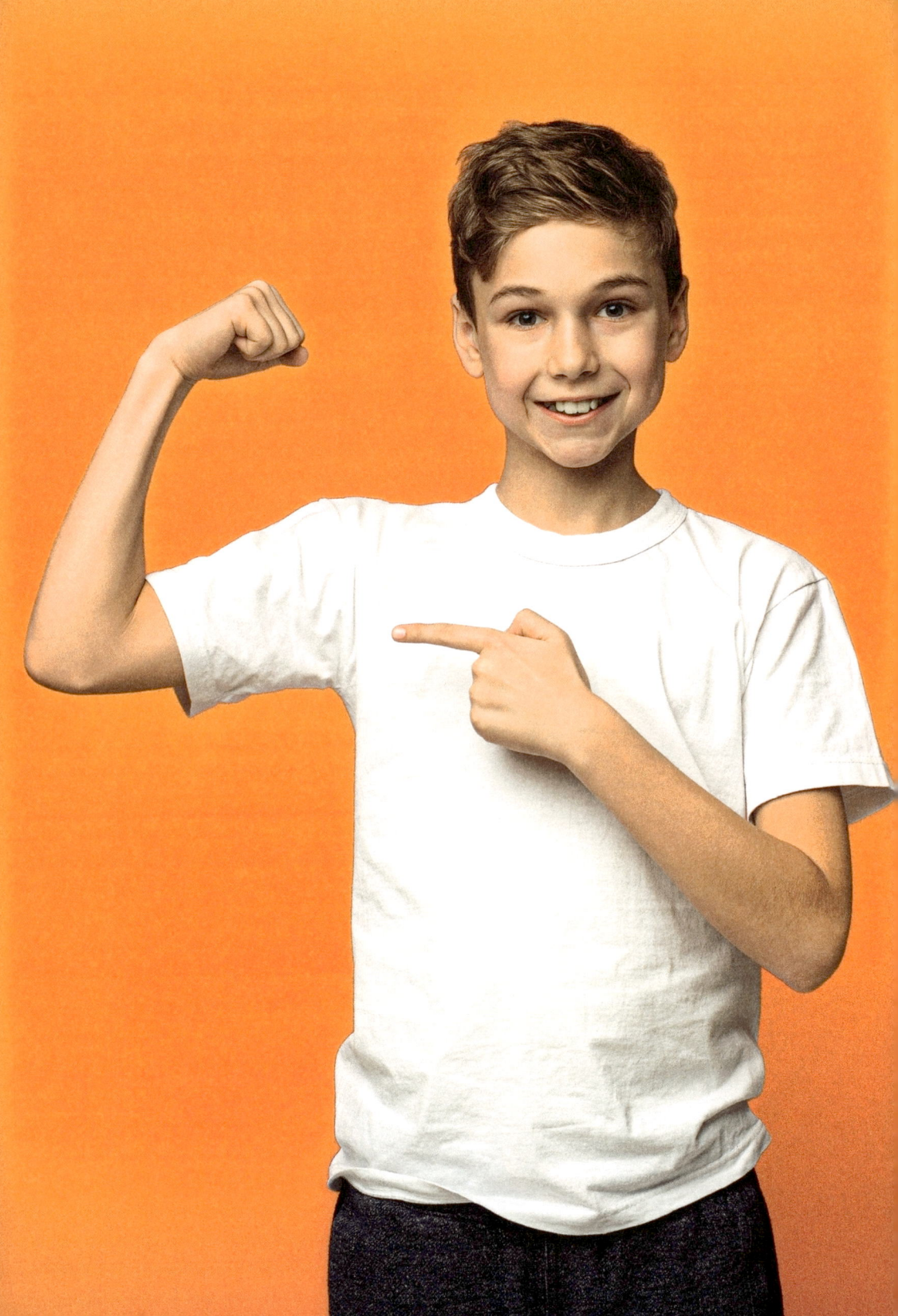

Ist der Grund für dein Essproblem nicht der Stress, sondern die innere Unzufriedenheit, solltest du dir ehrlich Fragen beantworten wie: Warum traue ich mich nicht, meiner Leidenschaft zu folgen? Warum mache ich mich kleiner als ich bin? Warum ist mir die Meinung anderer so wichtig? Warum vertraue ich meinen eigenen Fähigkeiten nicht? Schaffst du es, die Antworten auf diese Fragen zu finden, kannst du grundlegend etwas ändern und hast kein Motiv mehr, dich glücklicher essen zu müssen.

Mach dir klar, dass dein Essverhalten eine reine Gewohnheit ist und du sie umwandeln kannst wie jede andere Gewohnheit auch. Versuche ab heute, aktiv daran zu arbeiten, anders mit Emotion umzugehen, indem du sie ganz bewusst aufkommen lässt, auch wenn dein Elefant dich davor schützen will. Ich weiß, dass es schmerzhaft oder unangenehm sein kann und dass du sie am liebsten wegessen möchtest, aber nur der Weg durch die Emotion hindurch macht dich frei. Lass sie aufkommen, sie darf da sein. Geh' hin und fühle! Schreibe sie auf, sprich sie aus und hole dir gegebenenfalls professionelle Unterstützung, damit sich deine Perspektive ändert und du deiner Vision einen Schritt näher kommst.

Geh' hin und fühle!

Aus der Praxis

Alexa ist 31 Jahre alt, zweifache Mama und selbstständig. Sie ist stolze Besitzerin eines Friseursalons und beschäftigt dort drei Mitarbeiterinnen. Seit die Kinder auf der Welt sind, verbringt sie zwar physisch weniger Zeit im Geschäft, ist mit dem Kopf aber mehr denn je dort. Weil sie die überschüssigen Kilos aus der Schwangerschaft nicht mehr loswird und sich zunehmend unwohler in ihrer Haut fühlt, hat sie mich kontaktiert.

Alexa ist eine wahre Powerfrau. Schon bei der ersten Einheit hat sie einen bleibenden Eindruck bei mir hinterlassen. Mama, Hausfrau, Ehefrau, Geschäftsfrau, Friseurin – ich glaube, Superwoman trifft es eher. Sie erzählte mir von ihrem Tagesablauf, der bis in die letzte Minute durchgeplant ist und den Aufgaben, die täglich auf sie warten. Als sie mir schließlich von ihrem Problem mit dem Essen berichtete, überraschte es mich gar nicht.

Sie startet mit einem ausgewogenen Frühstück in den Tag und auch mit dem Mittagessen ist sie zufrieden. Doch jeden Abend, wenn die Kinder im Bett sind und sie endlich Zeit für sich hat, geht sie wie ferngesteuert in die Küche. Sie macht die Kühlschranktür auf und isst das, was ihr als Erstes in den Sinn kommt. Sie isst viel zu schnell sowie viel zu viel in kurzer Zeit und spürt erst viel zu spät, dass ihr Körper eigentlich schon längst satt ist. Und jeden Abend, geplagt von Schuldgefühlen und schlechtem Gewissen, nimmt sie sich vor, dass es am nächsten Tag anders wird.

Doch irgendwie schaffte sie es allein nicht aus diesem Teufelskreis und hat sich bei mir Hilfe geholt. Während sie mich bei unserer ersten Einheit noch um einen Ernährungsplan und engmaschige Kontrolle gebeten hat, hat sie mittlerweile herausgefunden, was ihr wahres Problem ist. Anstatt ihr fixe Vorschriften zu machen und Wiegeprotokolle in die Hand zu drücken und damit einen weiteren Stressfaktor in ihr Leben zu bringen, habe ich ihr zugehört, und sie fing zu erzählen an. Sie erzählte mir von ihren Wünschen und Sorgen, von ihren Bedürfnissen und Ängsten, von ihrer Freude und ihrem Schmerz. Sie erzählte vom Leistungsdruck, den sie täglich spürt und der Angst, nicht gut genug zu sein. Sie erzählte von ihrem Streben nach Perfektion und ihrer Versagensangst. Und sie erzählte mir auch, dass der einzige Moment, in dem sie all das für kurze Zeit vergessen kann, der Moment vor dem Kühlschrank ist.

Hätte es Alexa nun geholfen, wenn ich ihr nur einen Ernährungsplan geschrieben hätte? Ich denke nicht. Vielleicht wäre es ihr eine Zeit lang gelungen, sich daran zu halten, doch solange sie das Essen braucht, um mit diesen Gefühlen umzugehen, wird ihr Elefant sie immer wieder dazu auffordern.

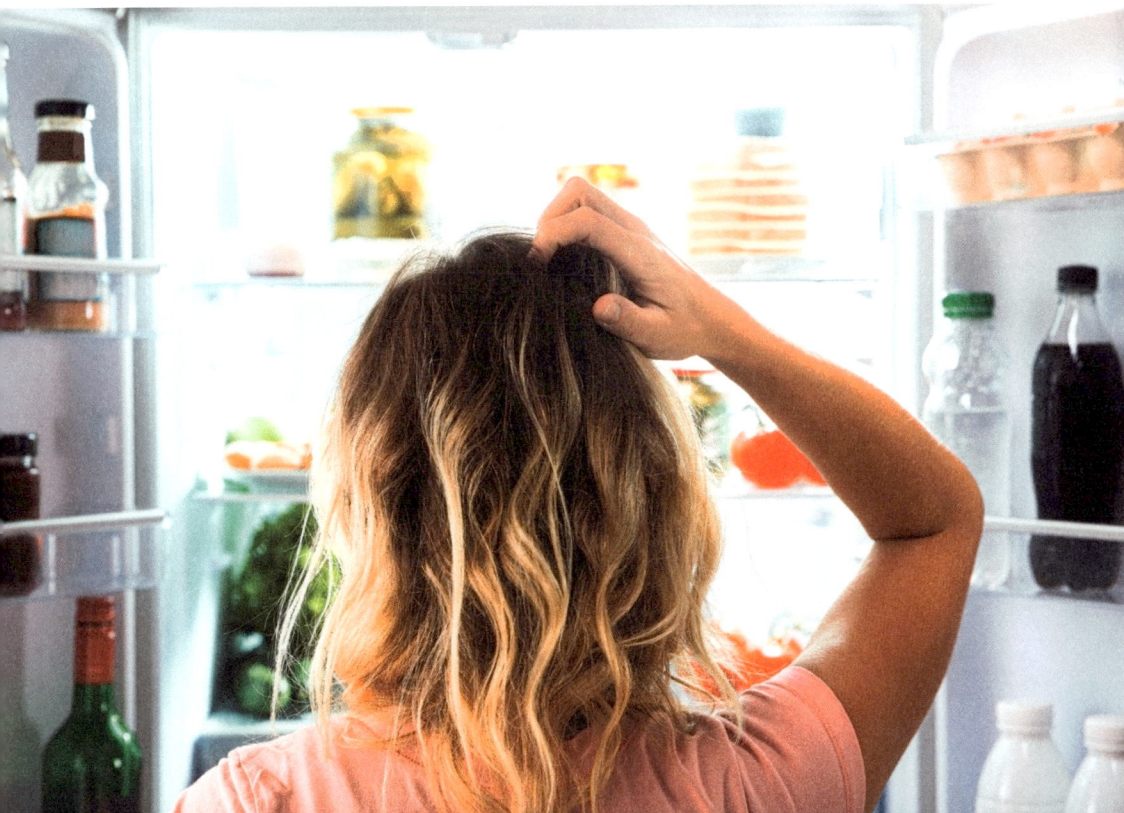

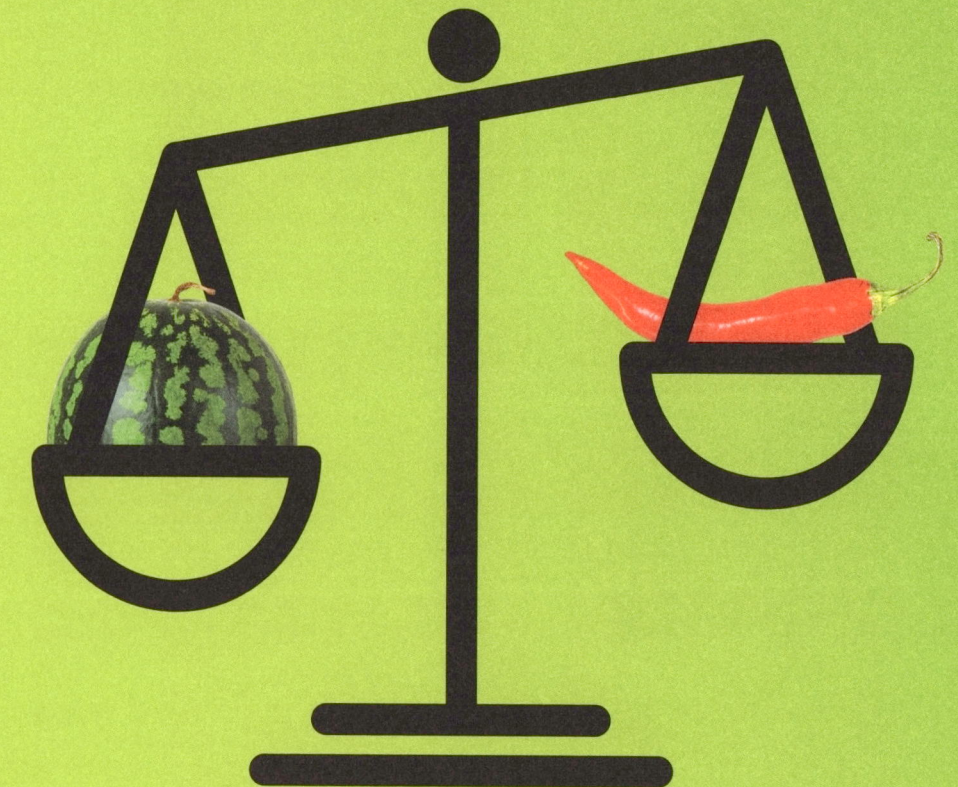

Einstellungen, die dich weiterbringen

FROHES NEUES JA

Du bist beim letzten Teil des Buches angekommen, gratuliere! Du hast bereits realisiert, dass du selbst verantwortlich für deine Gesundheit und die Erfüllung deiner Bedürfnisse bist. Du weißt nun, wie dein Körper funktioniert und welche Nährstoffe er braucht, um gesund und fit zu bleiben. Du hast dich mit dir selbst beschäftigt, mit deinen Zielen und deinen Gewohnheiten. Außerdem hast du gelernt, dass dein Unterbewusstsein, der Elefant, viel mehr Einfluss auf dein tägliches Leben hat, als dir klar ist. Alles, was du jetzt noch brauchst, ist ein JA zu dir selbst, bedingungsloses Vertrauen und eine innere Einstellung, die dich weiterbringt.

Ein **Ja** zu dir selbst

MACH DIR GEDANKEN ÜBER DEINE GEDANKEN

Wir haben alle Glaubenssätze in unserem Unterbewusstsein gespeichert, die unser Handeln im Alltag beeinflussen; sie sind das Futter für unseren Elefanten. Jeder Gedanke, den wir haben, alles, was wir sagen und tun, entspringt einem Glaubenssatz. Glaubenssätze sind unsere inneren Überzeugungen, die wir uns im Laufe unseres Lebens angeeignet haben und für wahr halten. Wir bekommen sie schon sehr früh von unseren Eltern, Lehrern und der Gesellschaft auferlegt und übernehmen sie. Glaubenssätze bestimmen die Art und Weise, wie wir die Welt sehen, sie steuern unseren Fokus und unsere Aufmerksamkeit und sind der Versuch, uns die komplexe Welt zu erklären. Im Grunde heißt das, du siehst die Welt nicht, wie sie wirklich ist, sondern wie du denkst, dass sie sei. Schließlich betrachtest du sie nur aus einer Perspektive und erschaffst dir so deine Wirklichkeit – aber ist das auch die Wahrheit? Ich gebe zu, das klingt im ersten Moment etwas spirituell, aber lass es mich erklären.

Wir neigen dazu, Dinge zu verallgemeinern, wenn ein Glaubenssatz aus uns spricht, zum Beispiel: „Frauen können nicht Auto fahren". Wenn ich als Frau mit diesem Glaubenssatz das erste Mal in die Fahrschule gehe, werde ich sehr unsicher sein, da ich ja der Meinung bin, dass Frauen generell nicht Auto fahren können. Die Unsicherheit bleibt wahrscheinlich nicht verborgen, und ich werde mich blöd anstellen. Das bestätigt mich in dem Glauben und verfestigt meine Annahme. Bis ich mir nicht das Gegenteil beweise, bin ich also der Auffassung, dass Frauen (inklusive mir selbst) generell schlechte Autofahrer sind. Unsere Glaubenssätze erschaffen Erwartungen, und die Erwartungen beeinflussen das Ergebnis. Das Ergebnis bestätigt den Glaubenssatz, und so nistet er sich immer tiefer in unser Unterbewusstsein ein.

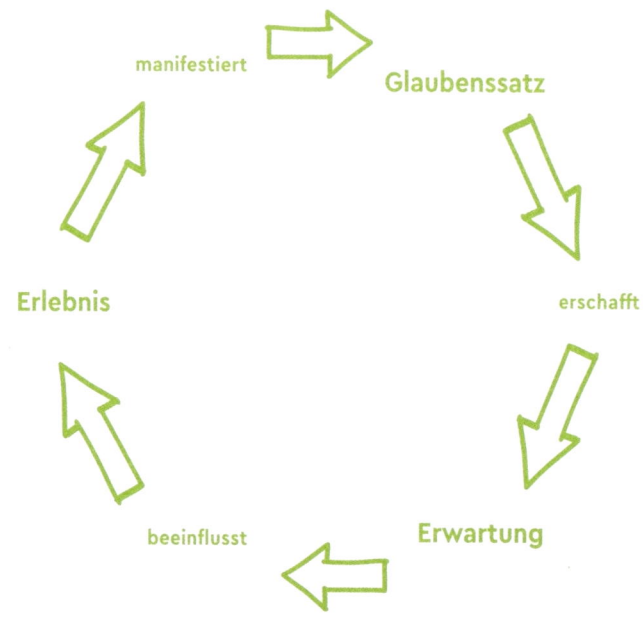

Diese Kettenreaktion funktioniert aber auch im Positiven. Als pubertierende Schülerin war ich sehr schüchtern und unsicher, es mangelte mir definitiv an Selbstbewusstsein. Ich traute mir viele Dinge nicht zu und hatte beinahe in jedem Lebensbereich den Glaubenssatz „Ich kann das nicht". Ich weiß noch genau, als ich eines Tages in Biologie ein Referat halten musste und die Professorin danach zu mir kam und mir ein Lob aussprach. Sie sagte, dass mir frei reden sehr gut liegen würde und ich das Referat wirklich toll gemacht hätte. Die schüchterne und unsichere Johanna von damals hatte zum ersten Mal das Gefühl, etwas wirklich gut zu können. Von diesem Tag an liebte ich es, Referate zu halten. Mit jedem Mal wurde ich selbstbewusster und besser. Interessanterweise habe ich mir ein paar Jahre später tatsächlich einen Beruf ausgesucht, in dem ich ständig Vorträge, Seminare und Workshops leite. Das was wir glauben, beeinflusst also definitiv unser Handeln.

Das was wir glauben, beeinflusst unser Handeln.

Glaubenssätze beeinflussen aber nicht nur das, was wir über uns selbst denken, sondern auch, was wir über andere denken. Unser Reiter benötigt nun mal für alles eine Erklärung, und mithilfe der gespeicherten Glaubenssätze geben wir ihm die Antworten, indem wir Annahmen treffen und Schlüsse ziehen. Eine meiner Klientinnen hatte zum Beispiel den Glaubenssatz „Pünktlich sein bedeutet, dem Gegenüber Respekt zu zeigen" und nahm es deshalb immer sehr persönlich, wenn jemand unpünktlich war. Dabei muss das gar nichts bedeuten, denn der andere kommt womöglich unpünktlich, weil er selbst aus einem Glaubenssatz heraus handelt wie „Unpünktlichkeit beweist, dass ich viel zu tun habe und zeugt davon, wie wichtig ich bin". Wir wissen nicht, welche Glaubenssätze andere Menschen haben, aber durch die Annahmen, von denen wir ausgehen, sprechen wir Zweifel, Unsicherheiten und Ängste

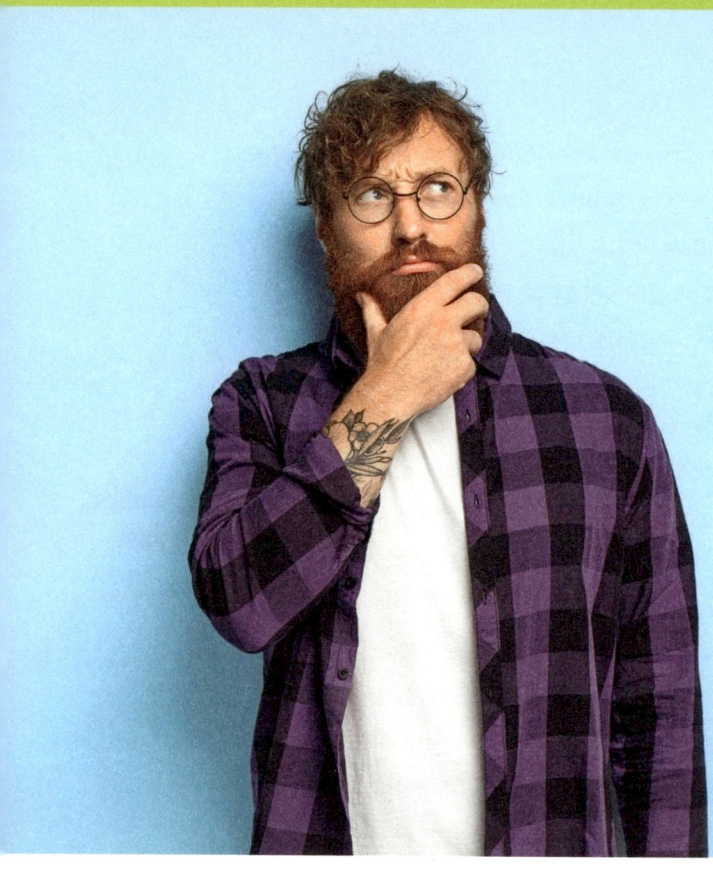

oft nicht aus und fragen nicht nach den Gründen, weil wir davon ausgehen, die Antwort bereits zu kennen.

Folglich werden unser Denken, unser Handeln und unsere Reaktionen in allen Lebensbereichen von Glaubenssätzen beeinflusst. Ich war immer der Überzeugung, dass es gut sei, wie alle anderen zu sein. Ich wollte auf keinen Fall auffallen oder aus der Reihe tanzen. Allerdings hatte ich immer schon Locken, was bei weitem nicht der Norm entspricht. Ich habe also jahrelang unzählige Stunden damit verbracht, meine Haare zu glätten, nur damit ich nicht anders bin. Im Laufe der Zeit hat sich mein Glaubenssatz verändert, heute ist Authentizität einer meiner wichtigsten Werte, und deshalb mag ich meine Locken. Es ist schon erstaunlich, wie sich unser Leben ändern kann, wenn wir anfangen, unsere Gedanken zu verändern.

Also mach dir Gedanken über deine Gedanken, denn diese werden zu deinen Taten, deine Taten werden zu deinen Gewohnheiten und deine Gewohnheiten werden dein Schicksal. Deshalb gibt es in diesem Buch ein Kapitel zu intrinsischer Motivation und Selbstvertrauen: Wenn du nicht an dich glaubst, wirst du es auch nicht schaffen!

Tiefsitzende negative Glaubenssätze können uns nicht nur davon abhalten, unsere Ziele zu erreichen, sondern uns auch unglücklich machen. Nehmen wir an, du hast den Glaubenssatz „Es muss anstrengend sein" und hast schon früh gelernt, dass es gar nicht so um das Ergebnis, sondern eigentlich um die Anstrengung dahinter geht. Das heißt, wenn etwas mühelos geht, ist es nichts wert – du hast ja fast nichts dafür getan. Dein Alltag wird dadurch sehr anstrengend, weil du ständig Angst hast, nicht genug zu tun oder den Erfolg nicht zu verdienen. Menschen mit diesem Glaubenssatz neigen

Wenn du nicht an dich glaubst, wirst du es auch nicht schaffen!

deshalb auch dazu, ständig zu jammern, denn wenn es gut läuft, arbeitet man einfach zu wenig. Dabei ist es nur ein Glaubenssatz. Er könnte genauso gut lauten „Es darf leicht sein und Spaß machen". Schon durch diesen Gedanken wirst du auf einen Schlag mehr Freude und Leichtigkeit in deinem Leben haben.

Unsere Glaubenssätze werden von unserem Elefanten gesteuert, uns ist nicht bewusst, dass wir sie haben, deshalb ist es auch so schwer, sie aufzulösen. Um dich frei von ihnen zu machen, musst du dein Bewusstsein erweitern und dir klarmachen, dass du die Welt bisher nur aus deiner eigenen Perspektive gesehen hast, die aber nicht die absolute Wahrheit ist. Die absolute Wahrheit gibt es nicht, es gibt nur acht Millionen Wirklichkeiten, eben genauso viele, wie es Menschen auf der Welt gibt. Du kannst also deine Perspektive wechseln und dir dadurch ganz andere Möglichkeiten eröffnen. Oder wie Coach und Autor Tobias Beck es sagen würde: Einfach mal auf den Kopf stellen, dann kommt vielleicht mehr raus, ganz nach dem Shampoo-Flaschen-Prinzip.

Beispiele für Glaubenssätze, die dich davon abhalten können, dich wohl in deiner Haut zu fühlen:

↘ Ich kann nicht abnehmen, weil alle in meiner Familie übergewichtig sind.
↘ Ich kann nicht abnehmen, weil ich schon x-mal gescheitert bin.
↘ Ich darf nicht abnehmen, sonst wird meine beste Freundin neidisch.
↘ Ich darf nicht abnehmen, sonst bedeutet das, dass ich mich selbst nicht liebe.
↘ Ich will nicht abnehmen, weil ich mir nichts verbieten lasse.
↘ Ich will nicht abnehmen, weil meine Mutter immer wollte, dass ich abnehme.
↘ Ich muss dünn sein, um geliebt zu werden.
↘ Ich muss dünn sein, um glücklich zu sein.

Bei manchen dieser Glaubenssätze fühlst du dich vielleicht ertappt, andere scheinen total absurd zu sein. Ich habe sie alle in den Coachings gehört, das heißt, es gibt sie. Was für dich absurd klingt, ist für den anderen die Wirklichkeit, vergiss das nicht. Jeder sieht die Welt durch eine eigene Brille; du kannst nicht davon ausgehen, dass du weißt, welche Brille dein Gegenüber trägt.

VOM „YES-BUTTER" ZUM „WHY-NOTTER"

Du hast nun deine Vision vor Augen, weißt, welche positiven Gewohnheiten du dafür in deinem Alltag etablieren möchtest und bist gewillt, deine limitierenden Glaubenssätze aufzulösen. Vielleicht möchtest du in diesem Jahr den ersten Gipfel stürmen, die ersten zehn Kilometer laufen oder deinen Körper definieren. Manchmal wissen wir genau, was wir möchten, aber wir haben eine Handbremse in uns, die uns immer wieder davon abhält, aufs Gas zu drücken. Es scheinen zu viele Gründe dagegen zu sprechen, zu viele Hürden im Weg zu stehen und zu viel harte Arbeit auf uns zu warten.

Diese Handbremse ist der „Yes-butter" in uns. Ein Yes-butter antwortet auf die Frage, ob das möglich sei, mit „Ja, aber ...!". Ein „Why-notter" hingegen antwortet mit „Warum nicht?" Ein Yes-butter sieht immer zuerst das Problem, ein Why-notter hingegen sieht die Vision. Er sucht zunächst nicht nach Gründen, die dagegensprechen, sondern stellt sich vor, wie es wäre, wenn es tatsächlich gelingen würde. Ein Why-notter ist nicht naiv oder denkt unrealistisch, er sieht lediglich die Chance auf Erfolg und erkennt das Potenzial. Er blendet die möglichen Probleme und Herausforderungen nicht aus, aber er sucht nach Lösungen. Lass dich von deinem Yes-butter in dir nicht zu sehr verunsichern. Glaub an dich und an deine Visionen. Lass deinen Why-notter auch mal zu Wort kommen und schau, was passiert. Mach dich nicht kleiner, als du bist, sei doch mal größer, als du denkst!

Sei doch mal größer, als du denkst!

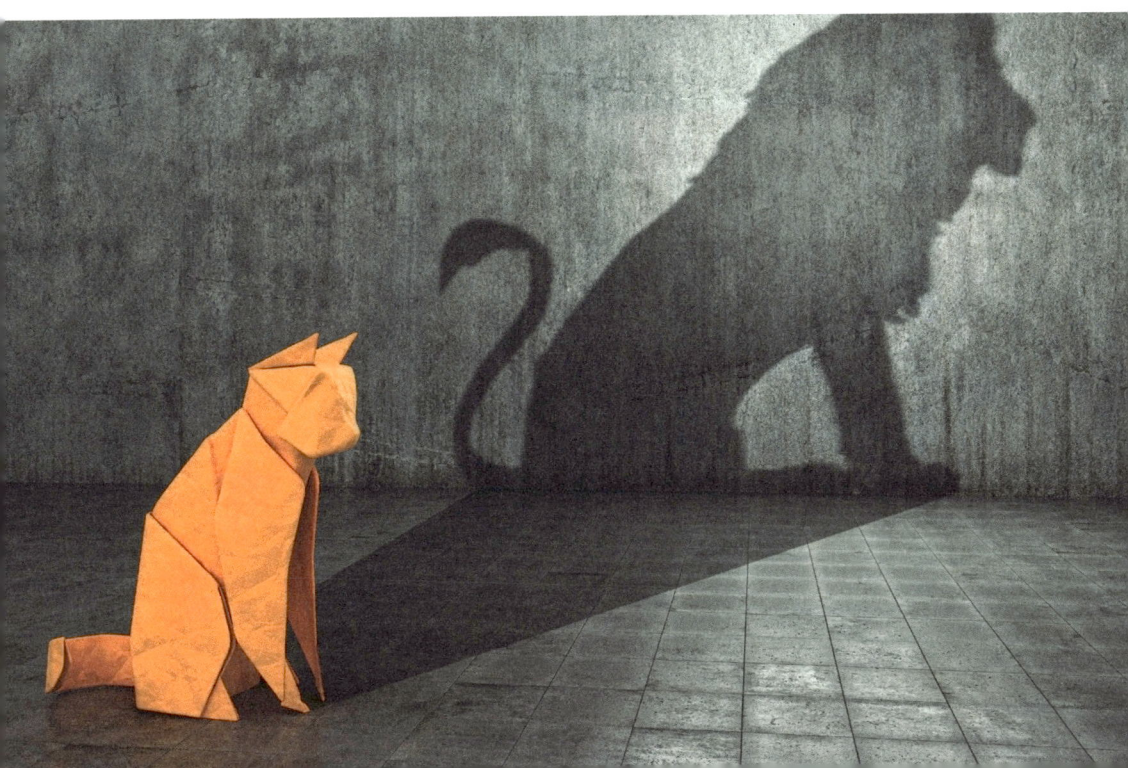

WER KEINE FEHLER MACHT, MACHT WAHRSCHEINLICH AUCH SONST NICHTS

Um deinen Why-notter rauszulassen und deine eigenen Grenzen zu erweitern, musst du deine Komfortzone verlassen. Das bedeutet, du musst dich dem Risiko des Scheiterns stellen, sodass du überhaupt die Chance auf Erfolg erhältst. Leider leben wir in einer Leistungsgesellschaft und der Glaubenssatz „Ich darf mir keine Fehler erlauben" ist sehr weit verbreitet. Misserfolge werden negativ bewertet und oft mit „schwach sein" assoziiert. In der Uni eine Prüfung nicht bestehen, von seinem Partner verlassen werden oder eine sportliche Leistung nicht bringen – die Angst vor dem Versagen ist oft so groß, dass sie uns hindert, überhaupt zu beginnen.

Aus der Praxis

Christian ist 28 Jahre alt und hat es sich zum Ziel gesetzt, die 20 überschüssigen Kilo, die sich in den letzten Jahren angesammelt haben, loszuwerden. Früher war er sehr sportlich: Er hat jahrelang Fußball gespielt und war in seiner Freizeit ständig aktiv. Er hat sich nie wirklich Gedanken um seine Ernährung gemacht und konnte alles essen ohne zuzunehmen, da er einen sehr hohen Kalorienbedarf hatte.

Nach der Matura ging es für ihn nach Salzburg. Fußball war dort kein Thema mehr und auch sonst war er nicht mehr aktiv. Er verbrachte viel Zeit am Schreibtisch, und am Wochenende war er meistens im Nachtclub anzutreffen. Seine Ernährung blieb gleich, sein Bedarf war aber anders. Die überschüssigen Kalorien speicherte sein Körper in Form von Fettmasse.

Seit ein paar Monaten wohnt Christian wieder in Südtirol. Er fühlt sich nicht mehr wohl in seiner Haut und hat deshalb für sich beschlossen, etwas zu verändern. Zusammen arbeiten wir nun an seiner Ernährung und er konnte bereits erste Erfolge feiern. Christian möchte nun auch endlich wieder Sport in seinen Alltag integrieren und will sich wieder fit und lebendig fühlen. Als ich ihm von unserer ProActive-Trainingshalle in Bozen erzählte, war er begeistert und konnte es kaum erwarten, ein Probetraining zu vereinbaren.

Eine Woche später kam Christian wieder zu mir. Neugierig fragte ich nach, ob ihm das Training in der Homebase gefallen hatte. Seine Reaktion auf die Frage war nicht die, die ich erwartet hatte. Zögerlich beichtete er mir, dass er nicht zum Probetraining erschienen war. Nachdem er mir mehrere Ausreden präsentiert hatte, schaute ich ihm tief in die Augen und fragte ihn: „Christian, Hand aufs Herz, was ist der wirkliche Grund, warum du nicht ins Training gegangen bist?". Er hielt kurz inne und antwortete mir mit zittriger Stimme „Was ist, wenn ich das Training nicht schaffe? Was ist, wenn ich mich total blöd anstelle? Ich will mich nicht blamieren. Alle anderen trainieren bereits seit Monaten, da kann ich doch nie im Leben mithalten."

Aus Angst vor dem Scheitern hat er es nicht einmal versucht. Dabei fängt jeder einmal an. Alles, was neu für uns ist, macht uns Angst. Das betrifft nicht nur Christian, das betrifft uns alle. Doch die Ängste, denen wir uns nicht stellen, werden zu unseren Limits. Wenn wir also wachsen wollen, müssen wir das Risiko des Scheiterns eingehen. Christian ist heute übrigens aktives Mitglied bei ProActive Südtirol, geht zwei Mal pro Woche ins Training und will jetzt sogar an einem Rennen teilnehmen.

Versuchen wir nun das Ganze neutral zu betrachten und darüber nachzudenken, was Misserfolge überhaupt sind und wie sie entstehen. Unser ganzes Leben besteht aus Erfolgen und Misserfolgen. Schon als Baby müssen wir unzählige Niederlagen erleben, bevor es uns gelingt, uns zu drehen, zu sitzen oder gar aufrecht zu stehen. Laut einer Studie der Universität New York fällt ein Baby durchschnittlich 17 Mal pro Stunde hin, während es dabei ist, laufen zu lernen. Wenn man davon ausgeht, dass es sechs Stunden am Tag wach ist, scheitert ein Kleinkind also rund 100 Mal am Tag allein beim Versuch, laufen zu lernen.

Zum Glück haben wir im Kindesalter noch keine Glaubenssätze gespeichert, sonst würden wir uns wohl spätestens am dritten Tag voller Scham zurückziehen und das Laufen nie erlernen. Dabei benötigen wir Rückschläge und Misserfolge wie Sommer und Winter, Licht und Schatten, Tag und Nacht – wir brauchen beides! Durch jeden Rückschlag

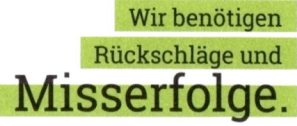
Wir benötigen Rückschläge und Misserfolge.

bekommen wir die Chance zu lernen, zu reflektieren und schlussendlich daran zu wachsen. Misserfolge sind also nur Misserfolge, wenn wir sie auch als solche betrachten: Wenn wir uns dafür schämen, uns womöglich nicht mehr trauen weiterzumachen und uns einreden, dass wir einfach nicht dafür gemacht sind. Erkennen wir hingegen, warum wir gescheitert sind und versuchen wir, Lösungen dafür zu finden, wird der Misserfolg plötzlich zu einem wertvollen Instrument unserer Persönlichkeitsentwicklung. Kennst du den Spruch: „Wer erfolgreich sein will, muss seine Fehlerquote verdoppeln"?

Du wirst auf deinem Weg Fehler machen und Rückschläge erleiden. Es wird nicht immer alles glatt laufen, vielmehr werden unterschiedliche Phasen auf dich zukommen: Phasen des Erfolgs und Fortschritts, aber auch Phasen des Scheiterns und Rückschritts. Werte nicht, sondern reflektiere! Schäme dich nicht für deine Misserfolge, sondern erkenne

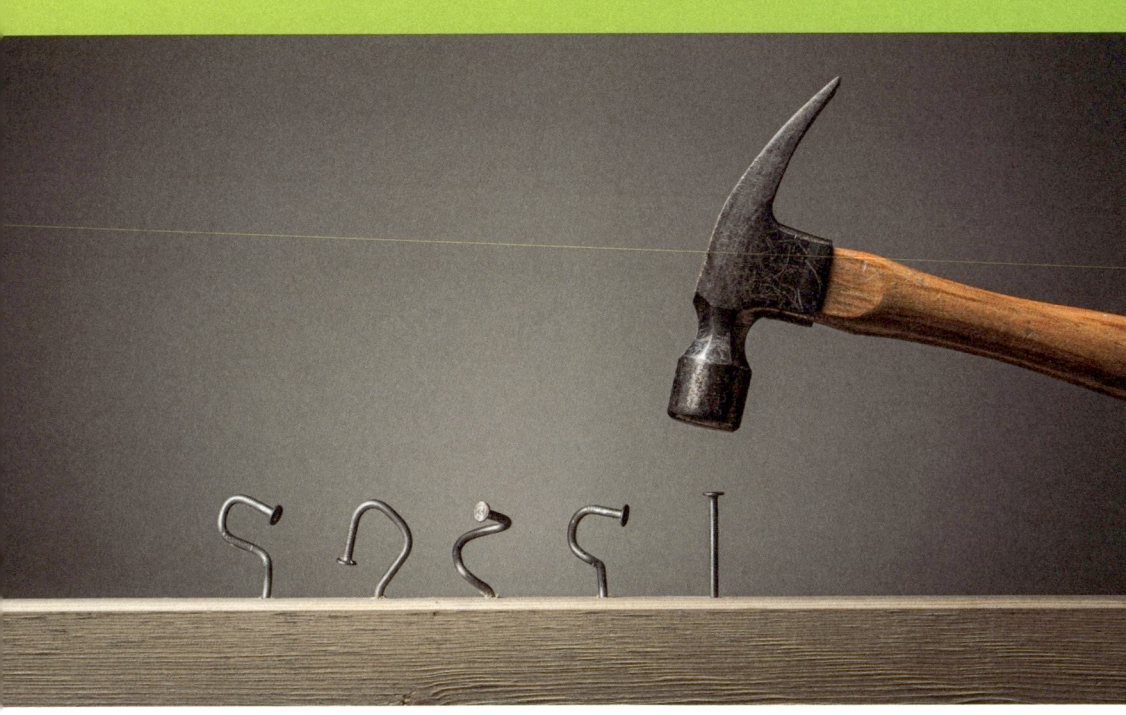

darin die Chance zu wachsen, stärker zu werden und dich zu entwickeln.
Denke immer daran: Du gewinnst oder du lernst. Ist das nicht schön?

Dazu fällt mir folgendes Zitat von Theodore Roosevelt ein:

„Es kommt nicht auf den Kritiker an; nicht auf den Mann, der
erklärt, warum der starke Mann gestrauchelt ist oder wie ein
Mann der Tat es hätte besser machen können. Die Anerkennung
gebührt dem Mann, der tatsächlich in der Arena steht, dessen
Gesicht mit Staub und Schweiß und Blut verschmiert ist; der
tapfer strebt; der sich irrt, wieder und wieder scheitert, weil es
kein Fortkommen ohne Irrtum und Fehler gibt. Der sich tatsächlich bemüht, das Nötige zu tun; der den großen Enthusiasmus
und die wahre Hingabe kennt; der für eine Sache, die es wert ist,
alles gibt; der im besten Falle schließlich den Triumph einer großen Leistung kennen lernt und im schlimmsten Fall scheitert,
weil er Großes gewagt hat."

Merke dir: Es geht nicht darum, immer zu gewinnen. Es geht darum zu erkennen, dass es beides braucht, sowohl Sieg als auch Niederlage. Es geht darum, bereit zu sein für eine Sache, die es wert ist, alles Notwendige zu tun und sich bedingungslos dafür einzusetzen. Es geht darum, Großes zu wagen, auch wenn das bedeutet, Großes zu riskieren. Es geht darum, sich verletzlich zu zeigen, Verwundbarkeit zuzulassen, um im Gegenzug die Chance auf etwas Großartiges zu erhalten.

Nun wird es für dich Zeit, die Zuschauertribüne zu verlassen: Anfangen zu machen und zu finden und nicht mehr zu warten und zu suchen.

DEIN GRÖSSTER FEIND

Ich betrachte es fast schon als Wunder, was ich manchmal in den Coachings erlebe: Menschen, die innerhalb weniger Monate ihr Leben nachhaltig verändern, Ziele erreichen, Verhaltensmuster umformen und proaktiver leben. Und während ich in diesen Momenten fast platze vor Stolz, erlebe ich es bei meinen Kunden oft anders. Sie erkennen zwar, was sie erreicht haben, sehen vor allem aber auch das, was sie nicht geschafft haben. Das Streben nach Perfektion lässt sie unzufrieden sein, und das obwohl sie wahnsinnig viel erreicht haben.

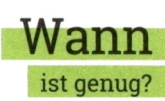

Schon öfter habe ich mich deshalb gefragt, warum der Wunsch nach Perfektion eine solch große Macht über uns Menschen hat, dass er die Freude am Haben verblassen lässt. Höher, schneller, weiter. Es geht immer noch ein bisschen besser – nur ein klein wenig!

Verstehe mich nicht falsch, ich will mich auch weiterentwickeln. Ich will Neues lernen und ich habe selbst Ziele, die ich verfolge. Aber wann ist genug? Wenn wir wieder lernen, auf unsere Intuition zu vertrauen und anfangen, ehrlicher zu uns selbst zu sein, spüren wir, welche Ziele uns guttun und wann der Wunsch nach Perfektion ein klarer Hinweis

für ein tiefsitzendes Glaubensmuster in uns ist: „Ich bin nicht genug".
Perfektionismus ist der krampfhafte Versuch, uns vor jeglichem Schmerz,
Scheitern oder Zurückweisung zu schützen. Mache ich einen perfekten
Job, kann mir nicht gekündigt werden. Sehe ich perfekt aus, wird mich
mein Partner/meine Partnerin nicht für eine Bessere/einen Besseren
verlassen. Wenn ich perfekt bin, werde ich jeglicher Erwartung gerecht
und kann für nichts und von niemandem kritisiert werden.
Unabhängig davon, ob das alles wirklich stimmt, hat es
auch seinen Preis. Denn wenn wir für die Erwartungen anderer leben und uns keine Fehler, kein Scheitern und keinen Schmerz erlauben, leben wir in einer zerbrechlichen
Schweinwelt. Dabei geht Wertvolles verloren: Leichtigkeit, Unbekümmertheit, Neugier und Freiheit. Also hör auf dein Herz,
tu das, was dir guttut und verfolge deine Ziele und nicht jene anderer!

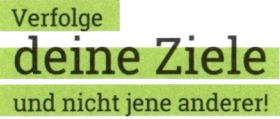

Verfolge **deine Ziele** und nicht jene anderer!

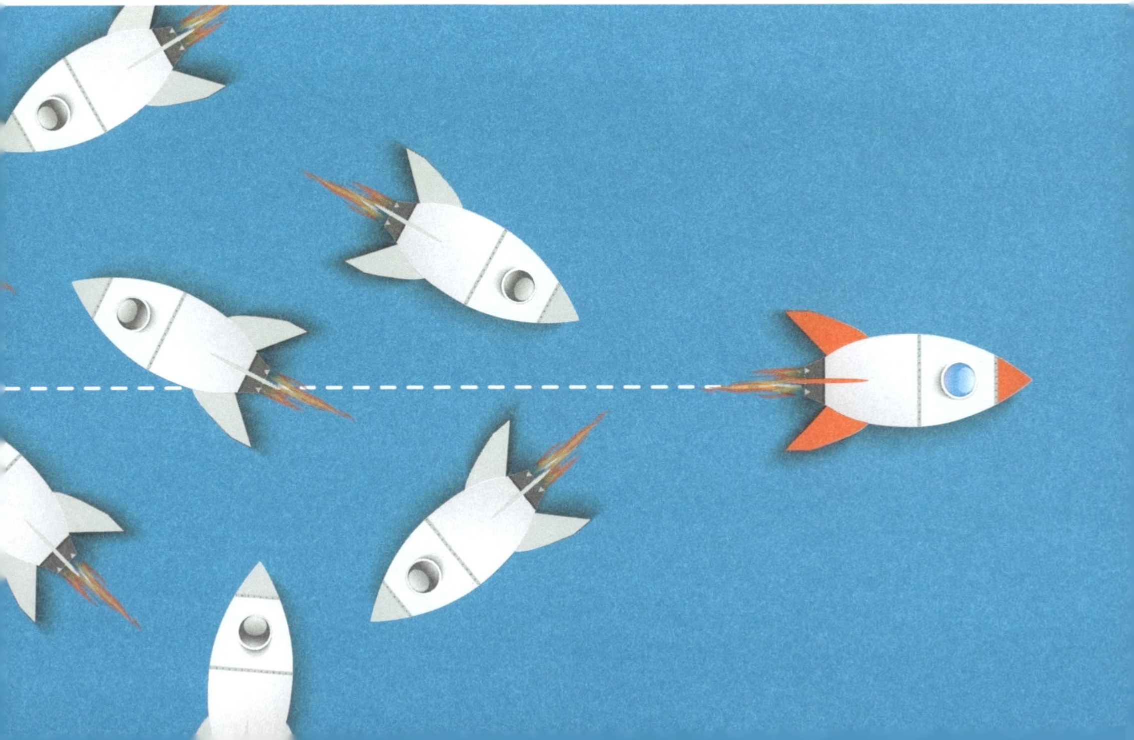

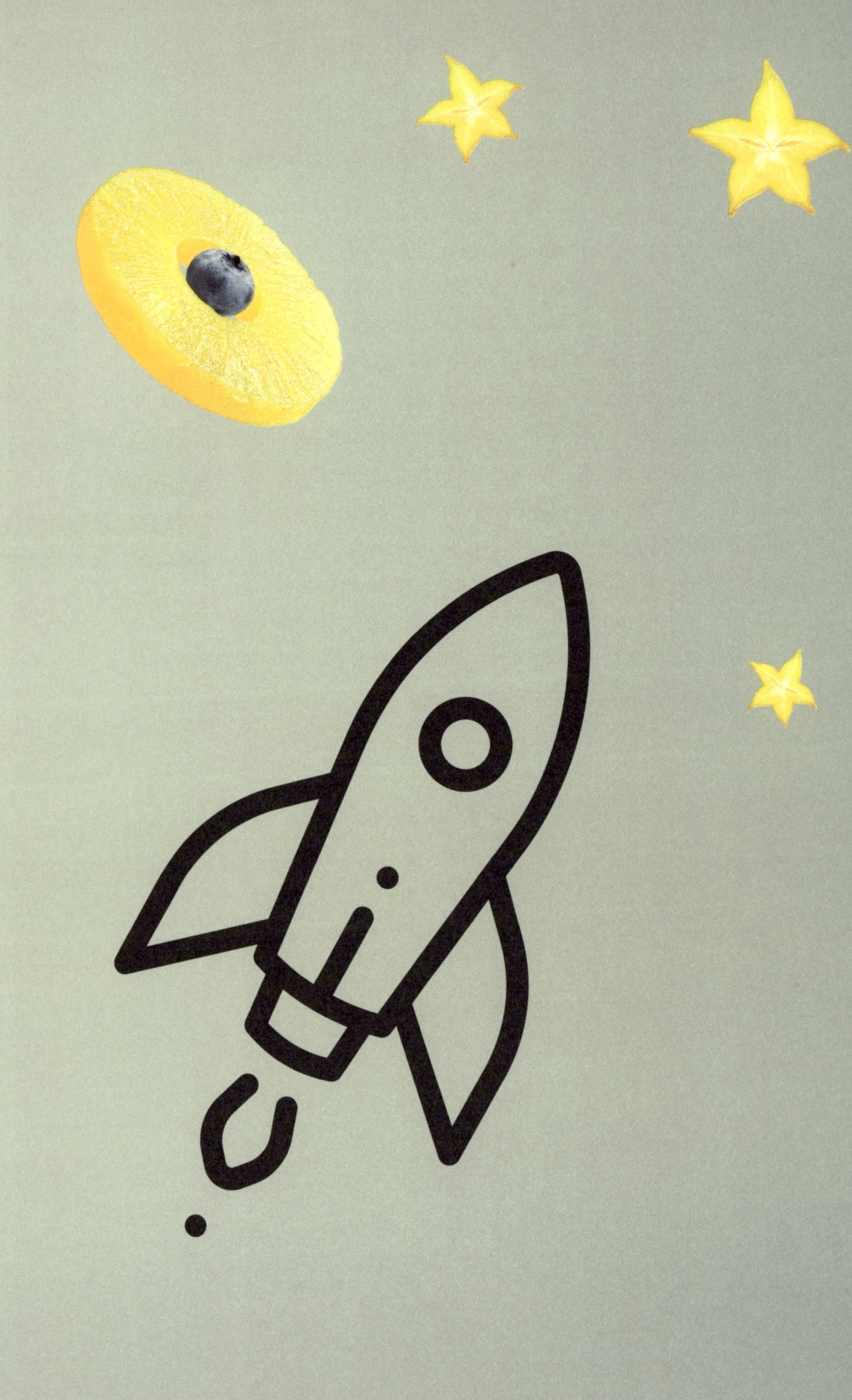

Anfangen kommt vor Können

GENIESSE DIE REISE UND VERTRAUE DEM PROZESS

Dieses Buch ist mehr als ein Ernährungsratgeber, es ist die Aufforderung an dich, deinem Bauchgefühl zu folgen. Ich habe mein Wissen und meine Leidenschaft darin verpackt, um dich zu bestärken, dir selbst wieder mehr zu vertrauen. Nichts und niemand kann dich daran hindern, das zu tun, was du wirklich willst, sobald du es dir selbst erlaubt hast. Sei gespannt, was in den nächsten Wochen und Monaten auf dich zukommen wird: welche Türen aufgehen und welche du selbst für immer schließen wirst. Genieße die Reise, vertraue dem Prozess und lass dich nicht zu sehr davon limitieren, was du glaubst, sein zu müssen. Denn wie Kurt Marti schon sagte: „Wo kämen wir hin, wenn alle nur sagten, wo kämen wir hin, und niemand ginge, um einmal zu schauen, wohin man käme, wenn man ginge."

Lass dich nicht davon limitieren, was du glaubst, sein zu müssen.

Zum Abschluss möchte ich dir noch von den „Blue Zones" erzählen. Hast du schon mal von ihnen gehört? Das sind geographische Gebiete unserer Erde, in denen Menschen auffällig lange leben. Dazu zählen eine Provinz auf Sardinien, Okinawa (Insel in Japan), Loma Linda (Kalifornien), die Nicoya-Halbinsel (Costa Rica) und die Insel Ikaria (Griechenland). Obwohl diese Hotspots auf der ganzen Welt verteilt liegen, gibt es einige Lebensstilmerkmale, die alle Menschen der Blauen Zonen gemeinsam haben. Der führende Forscher auf diesem Gebiet, Dan Buettner, hat versucht herauszufinden, was diese Menschen vom Rest der Weltbevölkerung

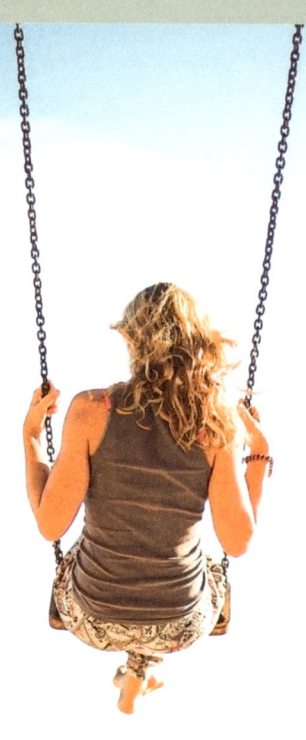

unterscheidet. Ich möchte seine Erkenntnisse mit dir teilen, sie sollen dir helfen, den Fokus auf das Wesentliche zu richten.

1. Regelmäßige, natürliche Bewegung:
Die Menschen in den „Blue Zones" sind weder Marathonläufer noch Bodybuilder. Sie bewegen sich im Alltag: sie sitzen wenig, gehen meistens zu Fuß und verbringen viel Zeit in der Natur.

2. „Hara hachi bu":
Diese Aussage bedeutet in Okinawa (Japan) so viel wie „nur zu 80 Prozent satt essen". Menschen der Blauen Zonen hören auf ihr Bauchgefühl. Sie lassen sich Zeit beim Essen und lenken sich nicht durch TV, Smartphone oder Sonstiges ab. Sie hören auf zu essen, sobald sie die ersten Sättigungssignale empfangen.

3. Überwiegend Veggie:

Fleisch kommt selten auf den Tisch, dafür mehrmals täglich Gemüse, Hülsenfrüchte, Samen und Nüsse.

4. Ein Glas Wein am Tag:

Die Betonung liegt hierbei auf ein Glas – bevorzugt Rotwein und am besten in netter Gesellschaft.

5. Perspektiven und Sinn im Leben:

Die meisten Menschen der „Blue Zones" kennen ihre Lebensaufgabe und haben einen Sinn für ihr Leben gefunden. Sie brauchen weniger vom kurzfristigen Glück, weil viel vom langfristigen Glück da ist.

6. Nie aufhören, Neues zu lernen:

Sie lernen ständig dazu, entwickeln sich persönlich weiter und stellen sich immer wieder neuen Herausforderungen – kommen so aus ihrer Komfortzone.

7. Ruhe und Gelassenheit:

Auf Anspannung folgt Entspannung. Nach der Arbeit kommt die Ruhe: Pausen, Auszeiten, Entspannung und Meditation gehören zum Alltag.

8. Zugehörigkeit, Gemeinschaft und emotionale Bindungen:

Ein intaktes Familienleben, enge Freundschaften und generell hat das soziale Umfeld und das Gefühl der Zugehörigkeit einen hohen Stellenwert.

Wir wünschen uns alle ein langes und gesundes Leben, und wir können wohl alle noch etwas von den Menschen der Blauen Zonen lernen. Ich weiß, dass du deine gesetzten Ziele erreichen und deine Vision leben wirst. Du hast nun alles, was du dafür brauchst: Selbstverantwortung, Wissen, Achtsamkeit, Selbstvertrauen und Mut. Du brauchst deinem Erfolg nicht wie wild nachzujagen. Folge deiner Vision, mach das, was dir guttut mit Leidenschaft und sei bereit, dafür zu kämpfen. Du wirst sehen: Dein Glück und dein Erfolg folgen dir nach. So wie es die Geschichte der jungen Katze erzählt:

Folge deiner Vision.

Es war einmal eine junge Katze, die jeden Tag ganz aufgeregt ihrem Schwanz nachjagte und sich permanent im Kreis drehte. Eines Tages kam eine ältere Katze dazu und fragte: „Was tust du da?" Die junge Katze antwortete: „Auf der Katzen-Schule habe ich gelernt, dass das Glück und der Erfolg von uns Katzen im Schwanz zu Hause sind. Wenn ich also lange genug meinem Schwanz nachjage, packe ich mein Glück eines Tages". Dazu meinte die ältere Katze: „Das ist interessant. Ich war auf keiner solchen Schule, ich habe aber im Laufe meines Lebens gelernt, dass mir das Glück folgt, wenn ich geradeaus in Richtung meiner Träume schreite!"

Alles Liebe, Johanna

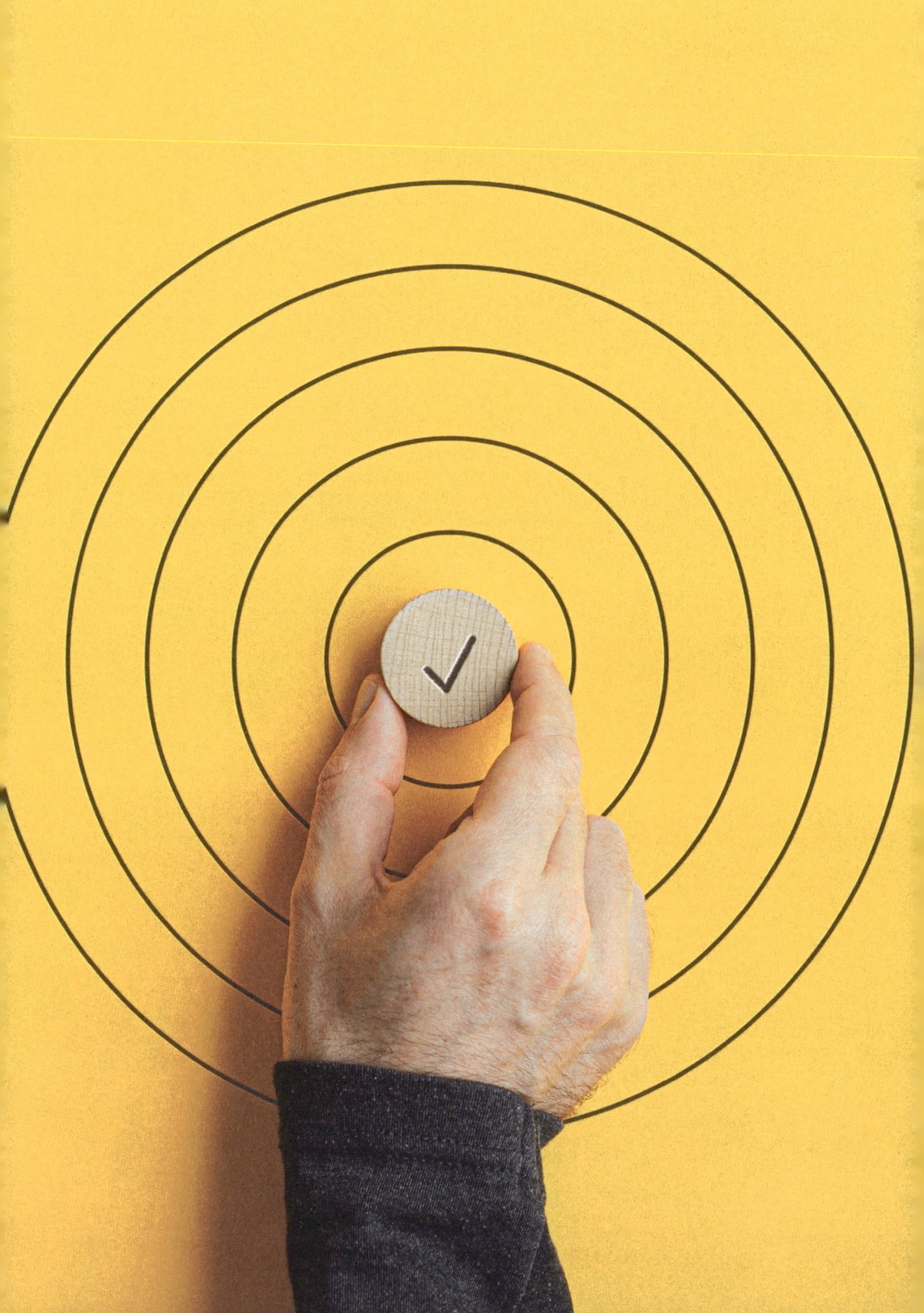

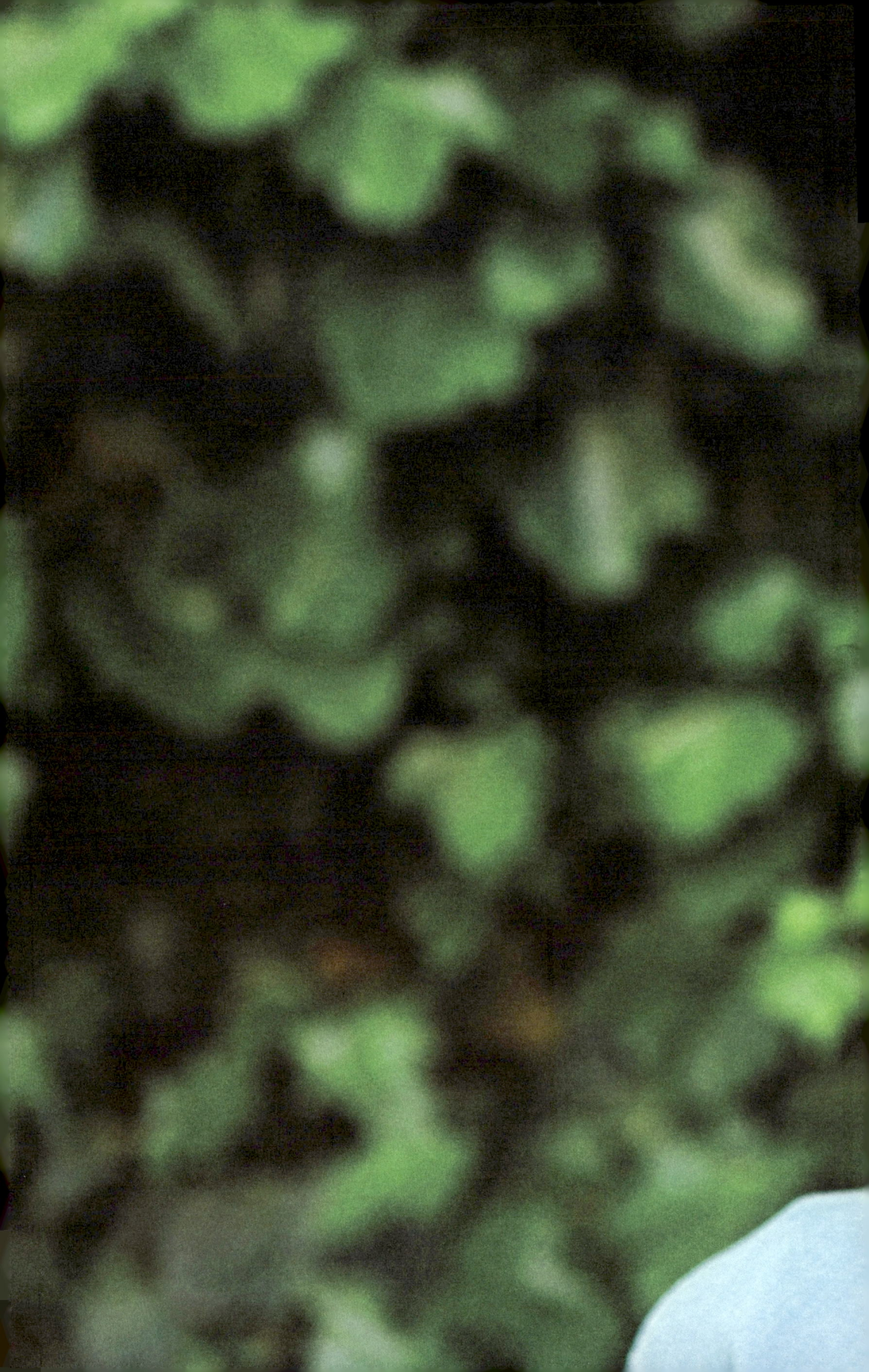

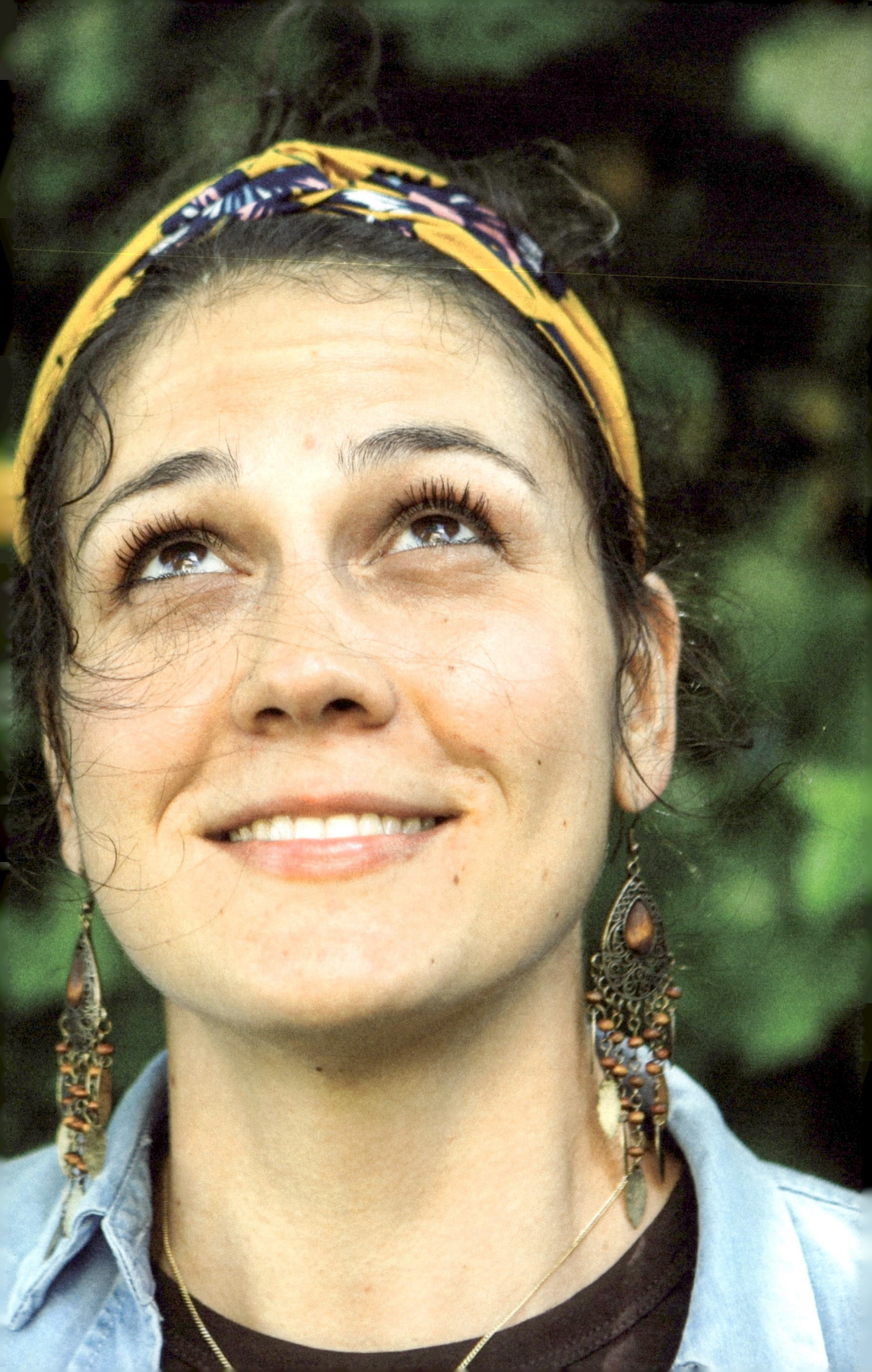

Quellenangaben

Alizadeh M. (2019). Starkes weiches Herz. (3. Auflage). Berlin: Ullstein Buchverlage

Csìkszentmihàlyi M. (2019). Flow. (5. Auflage). Stuttgart: Klett-Cotta

Bayer W. Antientzündliche Wirkungen von Omega-3-Fettsäuren E&M – Ernährung und Medizin 2010; 25: 15–19

Biesalski H., Grimm P. (2015). Taschenatlas Ernährung (6. Auflage). Stuttgart: Georg Thieme Verlag

Blumenschein B. Antientzündliches Essen – Rheumaernährung konkret und praktisch. E&M – Ernährung und Medizin 2010; 25: 193–196

Buyken A. und Schulze M. (2011). Kohlenhydratzufuhr und Prävention der Adipositas. Evidenzbasierte Leitlinie: Kohlenhydratzufuhr und Prävention ausgewählter ernährungsmitbedingter Krankheiten. Bonn: Deutsche Gesellschaft für Ernährung e.V. (DGE)

Brown B. (2017). Verletzlichkeit macht stark. (6. Auflage). München: Wilhelm Goldmann Verlag

Chopich E., Paul M. (2018). Aussöhnung mit dem inneren Kind. (32. Auflage). Berlin: Ullstein Buchverlage

Deutsche Gesellschaft für Ernährung (DGE), Österreichische Gesellschaft für Ernährung (ÖGE), Schweizerische Gesellschaft für Ernährung (SGE) (2015). Referenzwerte für die Nährstoffzufuhr. Bonn, 2. Auflage, 1. Ausgabe 2015

Deutsche Adipositas-Gesellschaft (DAG) e.V., Deutsche Diabetes Gesellschaft (DDG), Deutsche Gesellschaft für Ernährung (DGE) e.V., Deutsche Gesellschaft für Ernährungsmedizin (DGEM) e.V. Interdisziplinäre Leitlinie der Qualität S3 zur „Prävention und Therapie der Adipositas". Bonn 2014

Deutsche Gesellschaft für Ernährung e.V. Ausgewählte Fragen und Antworten zu Protein und unentbehrlichen Aminosäuren. Bonn 2017

Deutsche Gesellschaft für Ernährung e.V. Ausgewählte Fragen und Antworten zu veganer Ernährung. Bonn 2016

Deutsche Gesellschaft für Ernährung (Hrsg.). DGE-Beratungs-Standards. 1. Auflage, Bonn 2009

Deutsche Gesellschaft für Ernährung. DGE-Position: Richtwerte für die Energie-zufuhr aus Kohlenhydraten und Fett. Bonn 2011

Deutsche Gesellschaft für Ernährung. Fettzufuhr und ernährungsmitbedingte Krankheiten. Bonn 2015

Deutsche Gesellschaft für Ernährung e.V. Richtwerte für die Energiezufuhr aus Kohlenhydraten und Fett. Bonn 2011

Deutsche Gesellschaft für Ernährung. Vollwertig essen und trinken nach den 10 Regeln der DGE. Bonn 2017

Deutsche Gesellschaft für Kardiologie (2011). Pocket Leitlinien: Diagnostik und Therapien der Dyslipidämie, 1, 31–37.

Elmadfa I., Leitzmann C. (2015). Ernährung des Menschen. Stuttgart: Eugen Ulmer Verlag

Elmadfa et al (2012). Österreichischer Ernährungsbericht 2012 (1. Auflage). Wien: Druckerei Berger

Fuchs K. (2019). Powerful Mind. Stuttgart: Trias Verlag im Georg Thieme Verlag

Guyenet S. (2017). The Hungry Brain. New York: Flatiron books

Hanh T., Cheung L. (2016). achtsam essen, achtsam leben. München: O.W. Barth Verlag

Hauner H., Umsetzung der Leitlinie zur Kohlenhydratzufuhr. Evidenzbasierte Leitlinie: Kohlenhydratzufuhr und Prävention ausgewählter ernährungsmitbe-dingter Krankheiten (2011)

Höfler E. & Sprengart P. (2012). Praktische Diätetik. Grundlagen, Ziele und Um-setzung der Ernährungstherapie. 1. Auflage 2012. Wissenschaftliche Verlags-gesellschaft Stuttgart.

Hummel E., Wittig F., Schneider K., Gebhardt N., Hoffmann I. (2013). The com-plex interaction of causing and resulting factors of overweight/obesity. Increa-sing the understanding of the problem and deducing requirements for preven-tion strategies. Ernaehrungs Umschau international 60 (1): 2–7

Kasper H., Burghardt W. (2014). Ernährungsmedizin und Diätetik (12. Auflage). München: Urban & Fischer Verlag

Kast B. (2018). Der Ernährungskompass (14. Auflage). München: C. Bertelsmann Verlag

Löffler G. (2008). Basiswissen Biochemie (7. Auflage). Heidelberg: Springer Me-dizin Verlag

Reiche I. (2018). THE NEW YOU (4. Auflage). München: THE NEW YOU e.k.

Ryba A., Roth G. (2019). Coaching und Beratung in der Praxis. Stuttgart: Klett-Cotta

Sanchez M. (2017). Sehnsucht und Hunger. (6. Auflage). Hamburg: Envela Verlag

Schulze-Lohmann P., Slow Carb statt Low Carb. Umsetzung einer ballaststoff-reichen Kost in die Ernährungspraxis. Aktuelle Ernährungsmedizin 2014

Stulnig T., Mehrfach ungesättigte Fettsäuren in der Prävention von Herz- und Gefäß-Erkrankungen. Ernährungs Umschau | 10/2015 M599. Wien 2015

Torbahn G., Bimmer A., Franke T., Schusdziarra V., Erdmann J., Einfluss von kohlenhydratreduziertem, eiweißreichem Brot auf die postprandiale Thermo-genese. Aktuelle Ernährungsmedizin 2014

Weaver L. (2019). Was soll ich eigentlich essen? (1. Auflage). Stuttgart: Trias Verlag im Georg Thieme Verlag

Wirth A., Hauner H. (2013). Adipositas: Ätiologie, Folgekrankheiten, Diagnostik, Therapie (4. Auflage). Heidelberg: Springer-Verlag

Bildnachweis

Johanna Fischer: Umschlag Vorderseite, S. 12, 188/189

stock.adobe.com: contrastwerkstatt (5), Frog_Ground (14), Aspi13 (14), gustavofrazao (19), Best Icons (22), grey (22, 168, 182,), Victor Moussa (29), ra2studio (34/35), PF-Images (37, 45, 46, 64/65, 114/115, 125, 149, 166/167, 176/177, 179), Christian Schwier (39), Bitter (40, 118), gavran333 (40), gradt (40), kelenart (40), Nik_Merkulov (40), innafoto2017 (40), Africa Studio (40), hayatikayhan@hotmail.com (42), alex9500 (48), Yulia Furman (53), kucherav (59), ExQuisine (63), yanadjan (66/67), sudowoodo (70), DGTL Graphics sro (70), nipaporn (70), vmenshov (70), kate (70), pathdoc (72), Ihor (75), Thomas (76), Pixel-Shot (81), Thomas Reimer (84), Ljupco Smokovski (87), zinkevych (89), nadiinko (90), Marcel Reidock (90), deagreez (93), pict rider (96), lovemask (102), Xavier (102), Ilya Bushuev (105), WoGi (109, 134), picsfive (109, 134), stockpics (112), sewcream (117), artemkutsenko (118), peterschreiber.media (120), Dirima (124), kolesnikovserg (126, 182), VTT Studio (128), Ismagilov (133), WindyNight (139), Joerg Rofeld (141), zothen (143), Marcin Wiklik (148), Jenny Sturm (151), micromaniac86 (152), Miriam Mücke (152), NewLine_Seller (156), Evstratenko (159), Prostock-studio (164), Andrey Popov (167), Colorlife (168), www.ilmax72.com (168), Wayhome Studio (172), MYKHAILO (175), Charles W. Unitas (179), Alexander Limbach (181), mehsumov (182), Mara Zemgaliete (182), www.jonigraphy.com (184), Gajus (187)